Kohlhammer

Herausgeberinnen und Herausgeber

David Borgardts

Dr. theol. David Borgardts, Studium der Evangelischen Theologie in Bonn und Berlin. Nach seinem Vikariat 2016 Ordination zum Pfarrer der Evangelischen Kirche im Rheinland, derzeit tätig als Pfarrer im Schuldienst am Berufskolleg Opladen. Seit seiner Promotion im Jahr 2021 forscht und lehrt er im Bereich der medizinischen Ethik als freier Lehrbeauftragter am Lehrstuhl für Systematische Theologie und Sozialethik an der Johannes Gutenberg-Universität Mainz.

Michael Roth

Prof. Dr. theol. Michael Roth, Studium der Evangelischen Theologie in Tübingen und Bonn, Master Theologiae 1994, Promotion 1997, Habilitation 2001. Nach Lehrstuhlvertretungen an der Universität Bonn und einer Ernennung zum außerplanmäßigen Professor seit 2015 Universitätsprofessor für Systematische Theologie und Sozialethik an der Johannes Gutenberg-Universität Mainz. Seine Forschungsschwerpunkte liegen unter anderem in der Fundamentalethik und der gegenwärtigen Relevanz lutherischer Theologie.

Sandra Mai

Dipl.-Psych. Sandra Mai, Psychologiestudium in Mainz, Fachpsychologin für Palliative Care (BDP-DGP). Sie ist Vorsitzende der Deutschen Gesellschaft für Patientenwürde e. V. und im Vorstand der Mainzer Hospizgesellschaft. Seit 2011 in der Interdisziplinären Abteilung für Palliativmedizin der III. Medizinischen Klinik der Universitätsmedizin Mainz wechselnd in den Bereichen Patienten- und Angehörigenbegleitung, Forschung und Lehre tätig.

Ulrike Reinholz

Dr. med. Ulrike Reinholz, Medizinstudium (1992–1998) und Facharztausbildung für Innere Medizin (1998–2004) und Hämatologie und Onkologie (2004–2006) mit Zusatzbezeichnung Palliativmedizin (2008) in Mainz. Seit 2006 in der Palliativmedizin tätig; seit 2010 Oberärztin und seit 2022 kommissarische Leitung der Interdisziplinären Abteilung für Palliativmedizin der III. Medizinischen Klinik der Universitätsmedizin Mainz.

David Borgardts
Michael Roth
Sandra Mai
Ulrike Reinholz
(Hrsg.)

Sediert – und dann?

Therapeutische und ethische Herausforderungen in der Begleitung sedierter Patienten in der Palliative Care

Verlag W. Kohlhammer

Gefördert durch die Fritz Thyssen Stiftung.

1. Auflage 2026

Gesamtherstellung: W. Kohlhammer GmbH, Heßbrühlstr. 69, 70565 Stuttgart
produktsicherheit@kohlhammer.de

Print:
ISBN 978-3-17-046673-9

E-Book-Formate:
pdf: ISBN 978-3-17-046674-6
epub: ISBN 978-3-17-046675-3

Inhalt

Danksagung

Der vorliegende Band geht zurück auf eine Tagung, die am 4. Juli 2025 an der *Evangelisch Theologischen Fakultät der Universität Mainz* in Zusammenarbeit mit der *Interdisziplinären Abteilung für Palliativmedizin der Universitätsmedizin Mainz* veranstaltet wurde.

Bei den Beiträgen dieses Bandes handelt es sich zum größten Teil um die überarbeiteten Vorträge der Fachtagung in Mainz. Ergänzend aufgenommen sind der Erfahrungsbericht von Katja Teubner, das Interview mit Stefaan Six und der Beitrag von Michael Roth, der eine im Rahmen der Tagung angestoßene Diskussion fortführt.

Herzlich bedanken möchten wir uns für die freundliche finanzielle Unterstützung der *Fritz Thyssen Stiftung*, die unsere Veranstaltung sowie den Druck dieses Bandes großzügig gefördert hat.

Einleitung

David Borgardts, Sandra Mai, Ulrike Reinholz, Michael Roth

Dieses Buch wird mit der Perspektive einer Angehörigen eröffnet. In ihrem Erfahrungsbericht erinnert sich Katja Teubner an das Sterben ihrer Mutter, die neun Tage vor ihrem Tod in einem stationären Hospiz gezielt sediert wurde.

Der Text erzählt von dem Weg, der zur Sedierung geführt hat. Von einer Diagnose. Von einem Umzug ins Hospiz. Von einer Entscheidung. Von einem Abschied. Der Text erzählt aber vor allem von den neun Tagen, die folgen. In denen Katja Teubner ihre Mutter intensiv begleitet hat, in denen sie den Wechsel zwischen tiefem Schlaf und wacheren Momenten erlebt hat, in denen sie die Zeit mit Ritualen unterschiedlicher spiritueller Traditionen für sich und ihre Mutter gestaltet hat.

Wir wissen: Eine Geschichte, das sind eigentlich immer viele Geschichten. Die Enkelinnen würden eine andere Geschichte erzählen. Die Nachbarin eine andere. Die Pflegekräfte wieder eine andere. Der Text von Frau Teubner ist ein sehr persönlicher Text, der Erlebtes und Gefühltes in einer großen Unmittelbarkeit wiedererinnert. Der uns mit hineinnimmt in *ihre* Geschichte und uns teilhaben lässt an dem, was sie empfunden hat und wie sie es empfunden hat in der intensiven Zeit, von der sie uns erzählt.

Die ›gezielte Sedierung‹ in der Palliative Care ist das Thema dieses Sammelbandes. Über diese Intervention wurde in den letzten Jahren zunehmend mehr geforscht, geschrieben und diskutiert. Die Arbeit an zwei neuen Handlungsempfehlungen: dem überarbeiteten Rahmenwerk der *European Assosciation of Palliative Care* und den Handlungsempfehlungen des (Doppel-)Projekts *SedPall/iSedPall*, die 2023 bzw. 2024 abgeschlossen werden konnten, sind wichtige Ergebnisse dieser Forschungsarbeit.[1]

In diesem Zusammenhang ist über die terminologische Frage – die Frage also, in welcher Begrifflichkeit wir über das, worüber wir hier sprechen wollen, sprechen sollten – erstaunlich viel Tinte geflossen. Dies mag zunächst als ein etwas »akademisches« Problem erscheinen. Es hat sich aber gezeigt, dass es in der wissenschaftlichen und klinischen Kommunikation über das Phänomen der Sedierung in der Palliative Care tatsächlich gewisse begriffliche Unschärfen gibt – mit der Konsequenz, dass Dokumentation und Qualitätskontrolle bisweilen erschwert sind.

Angestoßen durch die Arbeit des Projekts *SedPall/iSedPall* zeichnet sich in letzter Zeit ein Konsens darüber ab, auf den lange gebräuchlichen Begriff der »palliativen

1 Forschungsverband SedPall/iSedPall 2024; Surges et al 2024a; vgl. auch Surges et al. 2024b.

Sedierung« eher zu verzichten und innerhalb des größeren Spektrums von sedierenden Interventionen in der Palliative Care die ›gezielte Sedierung‹ als den Fall hervorzuheben, der eine besondere Aufmerksamkeit in Ethik, Pflegewissenschaften und Medizin verdient.[2]

Wollte man einen Überblick über die im engeren Sinne ethische Diskussion der letzten Jahre geben, dann gäbe es vieles zu sagen. Am Anfang der Überlegungen, die uns schließlich zu der Veröffentlichung dieses Bandes geführt haben, steht aber eine einzelne und verhältnismäßig einfache Beobachtung. Und die hat mit dem zu tun, was man den »Point-of-View« der Ethikerin bzw. des Ethikers nennen könnte.

Was ist damit gemeint? Schaut man in ethische Beiträge, dann fällt auf, dass der Standpunkt, den der Ethiker einnimmt, zeitlich meist *vor* der Einleitung einer Sedierung liegt: Ein Patient wird in einer Einrichtung der spezialisierten Palliativversorgung oder ambulant durch ein SAPV-Team versorgt. Ein Mitglied des versorgenden Teams, möglicherweise auch die Angehörigen oder der Patient selbst, bringt eine gezielte Sedierung als Behandlungsoption ins Spiel. Es gibt Bedenken. Was ist zu tun?

Dies ist im Wesentlichen die Ausgangssituation, von der etliche ethische Paper oder Aufsätze ausgehen, der Point-of-View, den sie einnehmen. Veranschaulicht werden mag diese Beobachtung an zwei Beispielen: Von den 42 Leitsätzen, die das überarbeitete Rahmenwerk der EAPC formuliert,[3] nehmen 24 einen Point-of-View eindeutig *vor* der Einleitung der Sedierung[4] und nur sieben eindeutig *nach* einer Einleitung ein.[5] Von den fünf das Thema der gezielten Sedierung berührenden Fälle, die die Zeitschrift *Ethik in der Medizin* bisher in der Rubrik »Fall und Kommentar« gebracht hat, nehmen sogar *alle* einen Point-of-View vor der Einleitung einer Sedierung ein.[6]

Die leitende Idee dieses Bandes ist es, an dieser Stelle die ausgetretenen Pfade zu verlassen und einen Perspektivwechsel durchzuführen. Stellen wir uns vor: Alle Gespräche sind geführt, Entscheidungen sind getroffen, Angehörige konnten sich verabschieden, die Sedierung wurde eingeleitet. Und dann?

Was ist dann? Ist dann alles klar? Wir denken: vieles ja, aber nicht alles. Denn auch wenn die Entscheidung für eine gezielte Sedierung in der palliativen Versorgung getroffen ist, stellen sich Fragen. Fragen, die in der ethischen Debatte weniger Raum einnehmen, vielleicht, weil sie weniger tiefe Eingriffe in ethisch relevante Güter dazustellen scheinen, vielleicht auch, weil sie weniger dem Bereich der Ethik, sondern mehr den Bereichen der Medizin, der Pflege, der Psychologie oder der Spiritual Care zugewiesen werden.

Aber auch hier ist es für die wissenschaftliche Ethik lohnend, sich in den interdisziplinären Austausch einzuschalten und ihre Perspektive auf die sich stellenden Fragen anzubieten. Die Frage, wann und nach welchen Maßstäben die Tiefe

2 Vgl. dazu den Beitrag von Ulrike Reinholz in diesem Band (▶ Kap. 1).
3 Vgl. Surges et al. 2024a.
4 Vgl. ebd. die Leitsätze 4–28.
5 Vgl. ebd. die Leitsätze 29–34, die das Monitoring betreffen und die Leitsätze 40 und 41, die die Begleitung der Angehörigen nach dem Tod des Patienten betreffen.
6 Vgl. Ethik in der Medizin 2010; 2013; 2022; 2023 und 2024.

einer Sedierung angepasst werden muss. Die Frage, wie und mit welchen Werkzeugen der Zustand einer sedierten Person eingeschätzt werden sollte. Die Frage, wie Kommunikation mit der sedierten Person möglich oder angemessen ist. Die Frage, welche Rolle Spiritualität spielen kann. Und schließlich die große Frage, was es bedeuten kann, wenn wir von einem ›würdevollen‹ Umgang mit der sedierten Person sprechen.

Der vorliegende Sammelband ist kein wissenschaftliches Handbuch in dem Sinne, dass die unterschiedlichen Aspekte unseres Themenfelds in einer einheitlichen Form auf dem jeweiligen Stand der Forschung aufgearbeitet werden. Stattdessen haben wir sowohl forschende wie auch in der klinischen Praxis tätige Expertinnen und Experten aufgerufen, in ihren Texten ihre fachlich-persönliche Sichtweise auf das Thema unseres Bandes darzustellen.

Die Texte, die wir in diesem Buch versammelt haben, sind daher schon in ihrer äußeren Form sehr vielfältig. Wer das Buch durchblättert, wird aber vielleicht so etwas wie ein Leitmotiv finden können, nämlich dass die Autorinnen und Autoren immer wieder auf *Geschichten* zu sprechen kommen, selbst erlebte oder aus wissenschaftlicher Dokumentation entnommene. Es sind Geschichten von Menschen, die in einer sehr verletzlichen Situation am Ende ihres Lebens in besonderer Weise auf Versorgung angewiesen waren. In dem Bemühen um große Achtung und großen Respekt werden diese Geschichten wiedererzählt, reflektiert und gedeutet aus der je eigenen Perspektive der Autorinnen und Autoren. Gerade durch diese Nähe zum »Feld« zeichnen die Texte ein buntes und lebendiges Bild von den Herausforderungen, aber auch von dem, was »Best-Practice« zu heißen verdient in der Begleitung sedierter Menschen in der Palliative Care.

Zum Aufbau dieses Sammelbandes

Die Beiträge dieses Bandes sind in Paaren angeordnet. Den Anfang machen zwei Beiträge von Vertreterinnen der Interdisziplinären Abteilung für Palliativmedizin der Mainzer Universitätsmedizin, die das Themenfeld mit *Perspektiven aus der klinischen Praxis* ausleuchten. *Ulrike Reinholz* beginnt hierbei mit einer Bestandsaufnahme aus palliativmedizinischer Sicht (▶ Kap. 1). Aus der Erfahrung einer mit der klinischen Praxis vertrauten Ärztin schöpfend, schafft ihr Beitrag Orientierung über die wichtige Abgrenzung der gezielten Sedierung von anderen Ursachen verminderter Wachheit im Sterbeprozess und gibt im Weiteren einen Überblick über wichtige medizinische Fragen wie die Frage nach der Entscheidungsfindung im Vorfeld einer gezielten Sedierung, nach dem Medikamenteneinsatz sowie nach der Überwachung der sedierten Patienten.

Ebenfalls aus Perspektive einer erfahrenen Praktikerin schreibt die Palliative-Care-Pflegefachkraft *Gabi Lalotra* (▶ Kap. 2). Ihr Beitrag beschreibt zunächst die Entscheidung zur Sedierung gerade aus dem Grund als herausfordernde Situation für Pflegekräfte, dass die Entscheidung auch bei guter Kommunikation im Team in letzter Instanz nicht von ihnen, sondern von den Ärztinnen und Ärzten getroffen wird. In einem zweiten Teil reflektiert der Beitrag Aspekte des pflegerischen Umgangs mit sedierten Patienten und legt dabei einen Schwerpunkt auf die vor allem von den Pflegekräften getragene Aufgabe, die Situation der sedierten Patienten zu beobachten und gegebenenfalls Veränderungen wahrzunehmen.

Nach den Ausführungen von Ulrike Reinholz und gerade auch nach denen von Gabi Lalotra drängt sich die Frage nahezu auf, wie man sich den Zustand vorzustellen hat, indem sich ein sedierter Patient befindet. Dem Problem der *Bewusstseinszustände sedierter Patienten* wenden sich darum die folgenden beiden Beiträge zu. *Michael Pauen* behandelt in seinem Beitrag aus theoretisch-philosophischer Perspektive die sehr grundlegende Frage, inwiefern das innere Erleben eines Menschen überhaupt etwas ist, auf das wir von außen einen Zugriff bekommen können (▶ Kap. 3). Der Beitrag argumentiert, dass dies ungeachtet entgegenstehender Annahmen durchaus möglich ist. Dazu sollte man aber das komplexe Thema des ›Bewusstseins‹ vorerst bei Seite lassen und sich auf spezifischere Probleme wie zum Beispiel die Schmerzwahrnehmung konzentrieren. Hier sei die neurologische Forschung so weit, dass wir schon sehr viel darüber wissen können, was ein Mensch empfindet, ohne dass wir ihn fragen müssen.

Eng an die Thesen Michael Pauens schließt der vierte Beitrag, das Interview mit dem belgischen Anthropologen und Gesundheitswissenschaftler *Stefaan Six,* an (▶ Kap. 4). Stefaan Six hat sich in einem größeren Forschungsprojekt der Frage gewidmet, wie mit Hilfe moderner medizinischer Überwachungsgeräten das innere Erleben und das Wohlbefinden sedierter Patienten in der Palliative Care gemessen werden kann. Hierbei konnten Six und die anderen an der Studie beteiligten Forscher zeigen, dass die üblichen Methoden der Patientenbeobachtung in vielen Fällen zu unzureichenden Einschätzungen führen. In dem Interview schildert er die Grundzüge seines Studiendesigns, geht auf kritische Rückfragen ein und führt aus, welche praktischen Konsequenzen aus den Ergebnissen seiner Studie folgen sollten.

Die daran anschließenden zwei Beiträge wenden sich *Aspekten der spirituellen Begleitung* von sedierten Patienten zu. Der Anschluss an die vorangegangenen Überlegungen von Michael Pauen und Stefaan Six ist ein sehr dichter, wenn auch in gewisser Weise kontrastiver. *Anton Baier,* Seelsorger auf einer internistischen Intensivstation, berichtet über seine Erfahrungen in der Begleitung von Koma-Patienten, die sich in einem vergleichbaren Zustand befinden wie sedierte Patienten in der Palliative Care (▶ Kap. 5). In seinem Aufsatz reflektiert er die Frage, in welchem Bewusstseinszustand sich diese Patienten befinden, explizit *nicht* auf der Grundlage dessen, was medizinisch-technisch messbar ist. Baier greift vielmehr auf das zurück, was in einer intuitiven, zwischenmenschlichen Begegnung erspürt werden kann. Diese von Baier in Zusammenarbeit mit dem interprofessionellen Team der Station erarbeitete Technik der »Tiefenwahrnehmung« bietet dem Autor zufolge nicht nur einen eigenständigen Zugang zur Subjektivität der Patienten, sondern auch eine vielversprechende Möglichkeit der Begleitung verbal nicht mehr reagibler Personen.

Ebenfalls um die Möglichkeiten der Begleitung von Patienten kreist der Beitrag des praktischen Theologen *Traugott Roser* (▶ Kap. 6). Ausgehend von der Reflexion persönlicher Erfahrungen arbeitet der Beitrag heraus, in welchen Punkten Seelsorgende bzw. Spiritual Care Giver mit dem Phänomen der Sedierung in der Palliative Care in Berührung kommen können. In seinem anschließenden kommentierenden Bericht über neuere Forschung in diesem Feld betont Roser, dass die Spiritualität von Patienten wie auch Behandelnden einen wichtigen Aspekt gerade in den Prozessen der Entscheidungsfindung darstellt und dass Seelsorgenden die Aufgabe zukommen kann, diese Prozesse mit ihrer spezifischen religionshermeneutischen und ethischen Kompetenz zu begleiten.

Auf die Ausführungen Rosers folgen zwei Beiträge, die das Thema der psychosozialen Begleitung aufgreifen, sich aber hierbei speziell der *Frage nach der Patientenwürde* zuwenden. *Sandra Mai* verbindet in ihrem Beitrag Erfahrungen aus der Arbeit als Psychologin in der Interdisziplinären Abteilung für Palliativmedizin mit theoretischen Perspektiven zur würdebewahrenden Versorgung (▶ Kap. 7). Anknüpfend an die Forschung des kanadischen Psychiaters Harvey Chochinov zeigt Mai, welche Aspekte Patienten selbst als essenziell für ihr Würdeempfinden in schwerer Krankheit beschreiben, wie Behandelnde hier unterstützend einwirken können und wie diese Einsichten auf die Versorgung sedierter Patienten übertragen werden können. Über diese den gesamten Prozess der Versorgung betreffende Faktoren stellt Mai mit der »Würdezentrierten Therapie« eine strukturierte, psychologische Intervention vor, die das Würdeempfinden von Patienten im Vorfeld einer gezielten Sedierung stärken kann.

Der folgende Beitrag von *Thorsten Moos* untersucht das Problem der Würde sedierter Patienten aus systematisch-theologischer Perspektive (▶ Kap. 8). Hierzu verknüpft Moos den Begriff der Würde mit dem menschlichen Subjektsein und zeigt zunächst, dass dieses Subjektsein grundsätzlich in der Nähe des Todes, noch stärker aber im Falle einer gezielten Sedierung eines sterbenden Menschen »gefährdet« ist. In dieser Situation kommt es nach Moos in besonderer Weise den Begleitenden zu, die Würde des Patienten »ins Werk« zu setzten. Das aus diesen Überlegungen abgeleitete Konzept der »Würdepraktiken« konkretisiert Moos anschließend, indem er Möglichkeiten der Achtung des personalen Charakters sedierter Patienten ausführt, dabei aber auch Gefahren der Entwürdigung von Patienten benennt.

Nachdem die vorangegangenen Beiträge den Fokus stark auf das Empfinden von Patientinnen und Patienten gelegt haben, wenden sich die nächsten beiden Beiträge noch einmal dem Erleben von Behandelnden zu, indem sie den Zusammenhang von *Sedierung und moralischem Belastungserleben* untersuchen. Nach einer Annäherung an das zunehmend gut erforschte Phänomen des moralischen Belastungserlebens/moral distress untersucht die Pflegewissenschaftlerin und Ethikerin *Annette Riedel* die Frage, inwieweit die gezielte Sedierung eines Patienten in der Palliative Care für Pflegepersonen eine Irritation ihrer professionsethischen Werte darstellen kann (▶ Kap. 9). Gestützt auf empirische Untersuchungen zeigt Riedel hierbei, dass eine gezielte Sedierung das Potenzial hat, starke und vielfältige moralische Belastungen zu verursachen. Unter Rückgriff auf die Studienlage weist Riedel aber auch auf Wege hin, wie diese Belastung durch Verständigung in den Teams bearbeitet und gemindert werden kann.

Der Beitrag des systematischen Theologen *Michael Roth* beleuchtet das Phänomen des moralischen Belastungserlebens unter Rückgriff auf Perspektiven aus der metaethischen Diskussion (▶ Kap. 10). Hierzu weist Roth darauf hin, dass wir bei jeder Handlung, die nicht im strengen Sinne eine erzwungene Handlung darstellt, sagen können, dass die jeweilige Person »Gründe« gehabt hat, so zu handeln, wie sie gehandelt hat. Wenn Menschen nach einer Handlung, zu der sie nicht im strengen Sinne gezwungen waren, moralisches Belastungserleben empfinden, dann könnte ein Teil dieses Belastungserlebens in einer Irritation über sich selbst bestehen: In einer Irritation, in der Menschen entdecken, dass ihr Verhalten in Wahrheit von anderen Motiven geleitet wird als von den (edlen) Motiven, die sie zu haben geglaubt hatten.

Der abschließende, systematisch-theologische Beitrag von *David Borgardts* stellt einen Ausblick dar, indem er eine Beziehung zwischen der (in diesem Band in den Fokus gestellten) Frage nach der Begleitung sedierter Patienten und der (in diesem Band in weiten Teilen ausgeklammerten) Frage nach der Entscheidung für eine gezielte Sedierung herstellt (▶ Kap. 11). Hierzu wendet sich Borgardts wissenschaftlich dokumentierten Bestattungsgesprächen zu und untersucht, inwieweit die Erinnerung von Angehörigen an Episoden von geminderter Bewusstheit des Sterbenden die Möglichkeit, ein Sterben als ›gutes Sterben‹ zu erzählen, berührt. Am Schluss steht die These, dass eine würdevolle Begleitung sedierter Patienten die großen Bauchschmerzen, die manche Ethiker gegenüber der Entscheidung zu einer gezielten Sedierung empfinden, mildern könnten.

Literatur zur Einleitung

Ethik in der Medizin (2010): Palliativmedizin im interkulturellen Kontext, in: *Ethik in der Medizin* 22 (1), 49–50.

Ethik in der Medizin (2013): Palliative Sedierung bei Malignom und Psychose?, in: *Ethik in der Medizin* 25 (1), 61–62.

Ethik in der Medizin (2022): Palliative Sedierung in der häuslichen palliativen Versorgung, in: *Ethik in der Medizin* 34 (2), 257–259.

Ethik in der Medizin (2023): Prolongierte medikamentöse (palliative?) Sedierung bei nicht behandelbarer Depression?, in: *Ethik in der Medizin* 35 (4), 545–547.

Ethik in der Medizin (2024): Sterbewunsch trotz behandelbarer Erkrankung, in: *Ethik in der Medizin* 36 (2), 169–171.

Forschungsverbund SedPall und iSedPall (2024): *Handlungsempfehlung. Einsatz sedierender Medikamente in der spezialisierten Palliativversorgung.*

Surges, Séverine M. et al. (2024a): Revised European Association for Palliative Care (EAPC) recommended framework on palliative sedation: An international Delphi study, in: *Palliative Medicine* 38 (2), 213–228.

Surges, Séverine M. et al. (2024b): Neue Empfehlungen zur palliativen Sedierung, in: *Der Schmerz* 38 (5), 365–373.

Ars vivendi, ars moriendi – Der Abschied (von) unserer Mutter

Katja Teubner

> »Ich hab das Bild, dass ich in einem schönen Raum war, und jetzt bin ich in der Enge, und danach kommt ein anderer schöner Raum. Ich weiß noch nicht, wie er aussieht, aber ich weiß, dass er schön ist.« Ursel Schmidt (1938–2024)

Es passierte an Tag drei der Sedierung. Unsere Mutter schlief ruhig. Wir waren zur Aussegnungsfeier versammelt. Hatten die Lieder ausgewählt, die unsere Mutter mochte, die Gebete, die ihr wichtig waren, vertraute Rituale geplant. Unsere Blicke lagen zärtlich auf ihrem Gesicht, bis wir das erste Lied anstimmten. Jetzt war in uns nur noch Staunen, Ergriffenheit – unsere Mutter sang mit. »Befiel Du Deine Wege« – wir hörten ihre Stimme nicht, konnten aber ihre Lippen lesen. Es war eindeutig. Und so ging es weiter. Bei allen Liedern, beim »Vater unser« – sobald wir die vertrauten Verse sprachen und sangen, sprach sie mit. Nur beim Glaubensbekenntnis hatte ich fürs Stolpern gesorgt, die Fassung von Dietrich Bonhoeffer, die ich ausgewählt hatte, die konnte sie nicht auswendig.

Vor genau einem Jahr hatte ich unsere Mutter Ursel zu einer Computertomografie des Bauchraums ins Krankenhaus begleitet. Sie stand kurz vor ihrem 85. Geburtstag. Die Bilder zeigten eine Auffälligkeit an der Bauchspeicheldrüse. Weitere Untersuchungen sollten folgen, um Klarheit zu bekommen. Die wahre Klarheit sprach aus Ursel selbst: »Ich hatte ein reiches und erfülltes Leben, meine Kinder können für sich sorgen, sie stehen beieinander, mein Mann ist tot. Ich werde mich weder operieren lassen noch eine Chemo-Therapie machen, wozu soll ich mich jetzt in die Krankenhausmaschinerie begeben. Wenn es bösartig ist, werde ich es irgendwann merken.« Ich habe diese Position respektiert, obwohl ich so manchem ihrer Argumente widersprochen habe. Ein paar Monate habe ich mit Argusaugen auf Ursel geschaut, bin der Aufforderung ihres Gastroenterologen gefolgt, zum Gespräch mit in die Praxis zu kommen, es trat keine Verschlechterung ein. Ein paar weitere Monate lang war ich überzeugt, dass die Bildgebung der Erstuntersuchung nur vernarbtes Gewebe zeige. Aber nach sechs Monaten gestand Ursel Bauchschmerzen und wurde gelb. Gallenstent, schlechte Aussichten, fürsorgliche Betreuung im Krankenhaus, Hospizplatz beantragt, Rollstuhl bestellt, häusliche Hilfe angepasst, ambulante Hospizhelferin kennengelernt. Weitere sechs Monate, bis kurz vor ihrem Tod, hat Ursel alleine in ihrer Wohnung gelebt. In Grazie, freudvoll, dankbar und tapfer. Selbstmitleid zählte nicht zu ihren Ausdrucksformen. Bis zum Schluss hat sie immer noch die anderen – das Du – mitgedacht. Ein Licht anzünden im Gegenüber, das war ihre Lebensmission, und der blieb sie treu. Viel könnte ich erzählen zu diesem bemerkenswerten letzten halben Lebensjahr.

Das Ende kam im Galopp. Der Tumor musste immens gewachsen sein. Es ging ihr so schlecht, dass sie ins Krankenhaus eingewiesen wurde und auf ihren Wunsch von dort direkt ins Hospiz ging.

In einem offenen, sehr ausführlichen Gespräch hat der Palliativarzt geduldig all unsere Fragen beantwortet, die Handlungsspielräume beschrieben. Wir waren aufgeklärt über den Verlauf der Krankheit. Irgendwann würde der Tumor den Übergang vom Magen in den Darm versperren. Das sollte nicht mehr lange dauern.

Tag 0 – Die Entscheidung

Ursel war seit drei Tagen im Hospiz. Schwach. Das Weltliche zählte nicht mehr. Nach einem heftigen Erbrechen befand sie: »Es reicht, ich möchte sediert werden«. Zumindest wurde uns das genauso von der Pflegerin wiedergegeben, die sie im Bad unterstützt hatte. »Ihre Mutter hat heftig erbrochen und möchte jetzt sediert werden«. Der Tonfall, die Geschäftigkeit, mit der sie das nötige Gerät an den Start brachte, Kanülen, Ständer, und auch direkt den Port unterhalb des Schlüsselbeins unserer Mutter freilegte, ließen mir keinen Zweifel: Die Pflegerin begrüßte die Entscheidung. Meine Schwester Tina und ich fühlten uns überrollt. Es sah so aus, als würde Ursel jetzt in zwei Minuten schlafen gelegt. Wir würden nie wieder mit ihr sprechen können. Es war Sonntagnachmittag, ein Jahr hatten wir Zeit, uns auf diesen Moment vorzubereiten – jetzt wurde mir schwindelig. Wir haben uns dann mit der Pflege verständigt. Und verstanden – aha – Port freilegen heißt noch nicht, Narkotika durchfließen lassen. Den Zeitpunkt können wir bestimmen. Das brachte Frieden. Wir konnten überlegen, was jetzt noch wichtig ist. Die Familie wurde erwartet, Ursels jüngste Enkelin wollte sich unbedingt von Oma verabschieden, wir konnten nochmal alle miteinander zusammen sein.

Dieser Abschied war ein ganz großes Geschenk. Eine Sternstunde intimer Verbundenheit. Liebevoll und kindgerecht erzählte unsere Mutter ihrer Enkelin, worauf es im Leben ankommt. Beide verband eine Scheu, Kontakte zu anderen Menschen zu initiieren. Ich glaube, unsere Mutter lernte erst in ihrem letzten Jahr, für ihre eigenen Bedürfnisse einzutreten. Noch am Vortag musste sie mit Anlauf über ihren eigenen Schatten springen, um einen Besuch aus dem Zimmer zu verabschieden, der ihr zu viel wurde. Davon sprach sie. Schwach, aber stark. Hatte ihre Enkelin im Arm, die neben ihr im Bett lag. Nachdem die Geschichte erzählt war, hat sie nochmal die Essenz zusammengefasst »Hab Vertrauen. Das ist das Wichtigste. Hab Vertrauen und sei einfach ein Mensch.« Und zum Abschied: »Danke, dass Ihr hier wart. Danke für diesen Tag. Danke für das Leben.«

Wie leicht sie es uns gemacht hat. Nie war der Tod Tabu. Ihre Vorstellungen vom Übergang hat sie mit mir geteilt. Immer wieder auch, wie weit sie bereits gegangen ist. Ich wusste, was ihr wichtig war, und was ihr guttun würde. Dem bin ich gefolgt während der neun Tage ihrer Sedierung.

Die Pflegerinnen und Pfleger im Hospiz waren sehr unterschiedlich. Klar. Allgemeinplatz. Noch im Abschiedsmiteinander zitierte die Nachtpflegerin meine Schwester und mich aus dem Zimmer und gab unverlangt eine Belehrung, wie wir mit Mutter während der Sedierung umzugehen haben. Alles, was wir unterlassen sollten, führte sie übergriffig an uns vor. Rubbelte Tina am Arm und sprach laut mit ihr. Warnte uns vor Partys im Zimmer. Betonte, dass die Mutter Ruhe brauche. Wir reagierten sprachlos. Mussten uns erst mal schütteln, als sie weg war. Ihre patschigen Handabdrücke loswerden. Immerhin wartete sie, bis sie gerufen wurde, um die Sedierung einzuleiten.

Zu meiner spirituellen Praxis gehört die Rezitation des *Raśmi Mala* – ein Mantrenreigen, dem Schutz zugesprochen wird. Wie an allen Abenden zuvor, im Hospiz und im Krankenhaus, habe ich dann am Fußende auf dem Bett sitzend das *Raśmi Mala* gesungen. Im Kopf Ursels Worte: »Danke, dass Du mit mir teilst, was Dir Kraft bringt.«

Tag 1 der Sedierung – Frieden

Ich erinnere Ruhe und dass die Anspannung sich löst. Im ganzen letzten Jahr war mir wichtig, unserer Mutter ihre Autonomie zu lassen, gleichzeitig fühlte ich mich verantwortlich, alles so vorzubereiten, dass sie nicht leiden muss. Natürlich nie ohne ihr Wissen. Gemeinsam haben wir die umliegenden Hospize besucht, um einen Eindruck zu bekommen und Kontakte aufzubauen. Jetzt ist alles getan. Ich habe gerade keine andere Verantwortung mehr, als ruhig bei ihr zu sein und sie mit meiner Liebe zu umhüllen. Das Zimmer soll schön sein. Alle Blumen schön versorgt und arrangiert. Ihr Ankerlicht soll brennen. Es soll gut riechen im Zimmer. Wir bekommen eine Duftlampe von der Pflege, und ich finde wohlriechende ätherische Öle in einem wunderbaren Lädchen um die Ecke. Ich suche Musik aus, die wohltut.

Meinen Laptop habe ich dabei, kann etwas arbeiten. Bei den größeren Projekten werde ich vertreten. Nichts ist wichtiger, als hier zu sein. Nach dem abendlichen Ritual der Rezitationen fahre ich zum Schlafen in die elterliche Wohnung.

Tag 2 der Sedierung – Unsicherheit

Als sie schon ganz schwach war, hatte Ursel einen Wunsch an mich gerichtet: »Kannst Du mir bitte bis zu meinem Tod meine Zähne putzen«. Wie mache ich das jetzt, da sie schläft?

Heute hat ein Engel Dienst. Ihren Gesten und Griffen merkt man die Souveränität an, gepaart mit einer Feinfühligkeit und Behutsamkeit, die sehr gut tut. Mir ist es ein Bedürfnis, ihr bei der Pflege zu helfen. Darin unterstützt sie mich, erklärt mir alles. Auch, dass die Mundpflege jetzt andere Schwerpunkte setzt. Ein Schwämmchen wird mit Kokosfett benetzt, damit reinigt sie die Mundhöhle, holt Schleim raus, sorgt für Wohlempfinden.

Abends beim Versorgen scheint Ursel Schmerzen zu haben. Mit dem diensthabenden Pfleger war ich am ersten Tag etwas aneinander geraten. Das wirkt nach, auch wenn Tina beobachtet, dass er sich Mühe gibt. Ihm ist meine Hilfe keine Hilfe. Er spricht unsere Mutter deutlich an, doch zu deuten sind ihre Reaktionen nicht. Verwaschene Laute. Der Interpretationsraum ist groß. Hat sie gesagt, »ich will nicht sterben«? Das Unvermögen zu verstehen und adäquat zu reagieren, ist schwierig auszuhalten. Die Sedierungs-Dosis wird erhöht. Wie gehe ich mit den Wünschen von Freunden um, die sich noch verabschieden wollen? Ich bin unsicher. Ursels Nachbarin hatte ich Bescheid gegeben. Sie kam in meiner Abwesenheit. Jetzt denke ich, das war ein Fehler. Hätte ich nicht meine Mutter beschützen müssen? Hätte ich nicht die Nachbarin davor schützen müssen, dass ihre Erinnerung an das schöne Miteinander überlagert wird von dem Bild einer hilflosen Person? Anders geht es mir bei Ursels Physiotherapeutin, die sich explizit gewünscht hatte, mit Ursel alleine zu sein. Das war stimmig. Ihr Verhältnis war ein sehr vertrautes, dem konnte auch ich vertrauen. Genauso bei Thomas, der Haushaltshilfe von Ursel. Thomas sollte jeden Tag kommen, hatte Ursel gewünscht. Und Thomas kommt jeden Tag.

Tag 3 der Sedierung – die Aussegnung

Heute ist der Tag der Aussegnung. Der Tag, der uns zeigt, wie präsent Ursel ist, obwohl sie sediert ist. Ich muss an den Tod von unserem Vater denken. Auch er ist mit einer Sedierung hinübergegangen. Bei ihm war es ein Vorschlag der Palliativ-Ärztin, die gesehen hat, wie er sich quält. Es wurde alles mit uns besprochen, wir haben der Möglichkeit dankbar zugestimmt. Auch für ihn hatten wir eine Aussegnung gehalten. Anders als unsere Mutter, war unser Vater nicht gläubig. Die Magie von Segen und der Aura von »alles ist getan« wirkte dennoch. Nach der Feier hatte er einen anderen, einen ganz friedlichen Gesichtsausdruck. Sein Wunsch schien sich endlich zu manifestieren. »Ich möchte den Planeten verlassen, und zwar schnell«, hatte er bei der Einlieferung auf die Palliativstation dem Arzt erklärt. Um dann ganz enttäuscht zu hören, dass das nicht das Konzept der Palliativmedizin sei. In der Nacht nach der Aussegnung ist er gestorben. Ab jetzt übernachte ich im Hospiz bei unserer Mutter.

Tag 4 der Sedierung – Tinas Geburtstag

»Mama, heute ist mein Geburtstag« sagt Tina, und tatsächlich gibt es eine Antwort von Ursel, die einer Gratulation gleicht. »Schlafend erweckbar«, so sei ihr Zustand. Ursels Gastroenterologe kommt vorbei, um nach ihr zu schauen. Er war über all die Monate ein sorgender Beistand. Seine feine Beobachtung und seine Einschätzung sind eine große Hilfe. Er versichert, dass die Einstellung der Medikation gut sei, dass es unserer Mutter bestimmt gut gehe.

Seine Frau, ebenfalls Ärztin, ist eine der ehrenamtlichen guten Seelen im Hospiz. Wir haben ein langes Gespräch; ich muss mit meiner Traurigkeit umgehen, dass unsere Mutter nach der ersten Nacht im Hospiz wieder zurück nach Hause wollte und dass das Tempo des Tumors ihre Rück-Umzugswünsche überholt hat. Die fett gedruckten Lettern auf der Broschüre vom Hospiz »Wir feiern das Leben und nicht den Tod« kommen mir wie ein verdammt guter Werbe-Slogan vor. Ich erlebte die Zwänge von Stundenplänen und Einschränkungen. Ursels letzter Essenswunsch war ein weichgekochtes Ei. Schade, dass es bereits auf Mittag zuging und sie früh morgens das Frühstück ausgeschlagen hatte. Die Angehörigen dürfen nicht in die Küche. Der Frühstücksdienst war weg. So schnell bin ich nicht abzuwimmeln. Es kochte jemand ein Ei. Aber weichgekocht ist verboten, Salmonellen-Gefahr. Wie enttäuscht Ursel war, als sie das Ei aufgeschlagen hat.

Gleichzeitig sehe ich auch, wie sorgfältig Ursel umgebettet wird, wie sehr darauf geachtet wird, dass sie sich nicht wund liegt, wie hoch der Personalschlüssel ist. Es gehört mehr als Liebe dazu, die Versorgung gut zu machen. Mein Kopf weiß, dass es gut ist, so wie es ist. Das ist tröstlich.

Tag 5 der Sedierung – Ein Meer von Licht

Mich erreicht eine E-Mail von Hortense: »Liebe Katja, im Nahesein mit Dir möchte ich Dir leise mitteilen: Deine Mama ist von Heiligkeit umgeben in einem Meer von Licht.«

Bei Hortense habe ich Ethnologie studiert. Sie ist genauso alt wie meine Mutter, um genau zu sein, drei Wochen jünger. Eine Frau der Wissenschaft, die mehr sieht. Zu der ich mich schon während meines Studiums so hingezogen fühlte, dass ich meiner Mutter eine leise Eifersucht unterstellt hatte. Vor einem Jahr haben sich die beiden kennen gelernt. Am Tag vor ihrer Sedierung sagte meine Mutter völlig aus dem Off: »Ruf Frau Hortense an, die kann Dir helfen«. An ihrem Abschiedstag dann nochmal: »Ich bin so froh, dass Du die Frau Hortense hast«. Der Beistand meiner Freunde und Lehrer gibt mir viel. Und meine eigene Praxis. Ich habe meine Yogamatte dabei. Ich bewege mich und widme mich den feinstofflichen Übungen. Auch mein Yogalehrer ruft täglich an. Noch vor fünf Wochen hat er eine fünfstündige Reise von seinem Wohnort angetreten, um Ursel kennen zu lernen. Heute möchte er für sie das *Mahamrityunjaya Mantra* singen. Ich halte ihr das Telefon hin. Wir sind nicht alleine, Frau J. ist gerade zu Besuch, Ursels ambulante Hospizbetreuerin. Eine freundliche, warmherzige Person, die gut auf der Erde steht. Gleich wird sie staunen, welche Wirkung das Mantra auf Ursel hat, wie ihr Antlitz weich wird, fast lächelnd.

Tag 6 der Sedierung – Ich und die anderen

Es fällt mir leicht, Ursel beizustehen. Andere Dinge sind schwierig: so viele Freunde wenden sich besorgt an mich, wollen laufend über die Entwicklung informiert werden, ich soll tägliche Updates geben, das ist anstrengend. Aber ich fühle auch die Verbundenheit, die sie mit unserer Mutter haben, und das trägt uns ja alle.

Gerade ist Tina bei unserer Mutter, und ich bin in der Wohnung von Ursel. Sie weiß, dass ich bald zurückkomme. Ich bin unruhig, hoffe, dass ich nicht im falschen Moment gegangen bin. Wir sorgen dafür, dass immer jemand von den vertrauten Menschen bei ihr ist. Die meiste Zeit bin ich das. Unterstützt werde ich von Tina, von Thomas und von Frau J.

In der Nacht ist unsere Mutter unruhig. Ich lege mich neben sie. Singe ihr vor, was sie zum Übergang hören wollte. Spreche mit ihr. Dass alles gut ist, dass sie gehen kann, dass sie gewiss Papa wiedertrifft, und all das andere, was mir so einfällt, um sie gehen zu lassen.

Tag 7 der Sedierung – Pflegepersonal

Ich merke, wie Ursel sich entfernt. Auch wenn immer noch eine erstaunliche Menge Urin im Beutel ist. Aber es war wohl so viel Wasser im ganzen Gewebe, dass der Körper jetzt davon zehrt. Der Engel hat wieder Dienst. Schön. Wir sind mitten in der Versorgung, der Unterleib unserer Mutter ist nackt, als die Tür aufgeht und ein Pfleger etwas mit seiner Kollegin besprechen will. Er ignoriert die Situation, stellt sich ans Fußende vom Bett, legt die Hände auf die Lehne und beginnt, sein Anliegen zu klären. Ich weiß nicht mehr, wer von uns beiden es war, auf jeden Fall haben wir ihn recht zackig rauskomplementiert. Jede von uns beiden ist auf eigene Art empört. Ich beschließe: falls er eingeteilt wird, meine Mutter zu versorgen, probe ich den Aufstand.

Ich will, dass unsere Mutter schön aussieht und bespreche mit dem Pflege-Engel die Möglichkeit, Haare zu waschen. Hatte schon alles recherchiert. Geht alles im Liegen, aufblasbares Becken unter den Kopf, technisch kein Problem. Von ihr kann ich mir gut anhören, dass das dennoch Stress für Ursel bedeutet, und es ihr besser ginge, wenn die Haare nicht mehr gewaschen werden. Tina kommt mit Trockenshampoo. Eine tolle Erfindung. Duftig umrahmen die Haare Ursels Gesicht.

Zur Nacht ist ein anderer Schwesternschatz da; für mich die Mütterliche. Sie kümmert sich mindestens genauso um mich, wie um meine Mutter.

Tag 8 der Sedierung – Warten

Unsere Mutter schläft tief. Der Atem ist manchmal etwas röchelnd. Ich warte. Ich fühle, dass selbst ruhige klassische Musik zu viel ist. Im Netz finde ich wunderbare tibetische Glockensounds, ein schöner Klangteppich, das Soundfile ist endlos lang, das passt. Ich bekomme gut gemeinte Ratschläge von der Pflege, die dringende Empfehlung rauszugehen. Ich sei ja jetzt schon über eine Woche hier, ich müsse auf mich aufpassen, die ganze Litanei. Ich verstehe das nicht. Es ist nicht anstrengend. Es ist friedlich und ein bisschen langweilig.

Ich denke an die Maschinerie, die anspringt, wenn der Tod eintritt. Ich fühle mich verantwortlich, dass alles so läuft, wie es unserer Mutter und uns gefallen würde. Mit Ruhe und im eigenen Rhythmus. Den Personalausweis unserer Mutter wollte ich nach dem Einchecken ins Hospiz zurückhaben. Das wurde mit einem unmissverständlichen Hinweis abgelehnt, das sei ja der letzte Aufenthaltsort unserer Mutter und von hier geht's zum Bestatter, der Ausweis hat in der Hospizverwaltung zu bleiben. Da wir auch den Namen des Bestatters hinterlegen mussten, bekomme ich Angst, dass das Hospiz die Abholung beauftragt, bevor wir bereit sind, unsere Mutter gehen zu lassen. Indizien gab es bereits. Die Betten seien begehrt, es muss schnell nach dem Tod das Zimmer geputzt werden, es sei rücksichtslos gegenüber den Leidenden, die einen Platz brauchen, wenn die Leiche hier liegt. Ich will Kontrolle zurück. Halte mich an den Organisations-Strohhalm. Telefoniere draußen mit unserer Bestatterin und instruiere sie, dass ausschließlich mein Anruf die Aufforderung sein darf, den Leichenwagen loszuschicken.

Der Tag geht mit den bekannten Ritualen zu Ende.

Tag 9 der Sedierung – Thomas Geburtstag

Mein Mann wünscht sich meine Unterstützung für ein Projekt. Wir schieben das von Tag zu Tag. Ich will nicht mehr die 80 Kilometer nach Hause fahren. Das ist mir zu weit weg. Wir finden einen Kompromiss und wollen uns in der mütterlichen Wohnung treffen. Frau J. richtet es ein, bei Ursel zu sein.

Ich bin kaum in der Wohnung angekommen, als sie anruft – ich möge besser zurückkommen, der Atem unserer Mutter sei sehr flach. Mein Mann und ich fahren gemeinsam ins Hospiz. Im Eingang kreuzt sich unser Weg mit einer Mitarbeiterin, die mir im Vorübergehen ein »Herzliches Beileid« zuruft. So habe ich es erfahren. Wir sind also zu spät. Ich laufe das Treppenhaus hoch und erfasse mit einem Blick das Setting. Die Türe zum Zimmer steht auf, davor die große Todeskerze. Frau J. wartet mit ausgebreiteten Armen auf dem obersten Absatz. Ich schiebe sie weg. Will nicht umarmt werden. Laufe ins Zimmer, reiße das Fenster auf. Sie sind so schnell im Hospiz. So verdammt schnell. Aber das Fenster wollte wohl keiner aufmachen, damit die Seele fliegen kann.

Meine Vorstellung war eine ganz andere. Ich hätte nicht in Minute eins die Nachricht des Todes weitergegeben. Ich hätte mich im Stillen bedankt und Ursel gestreichelt. Und ihr die Ruhe gegeben, leise und zart aus dem Körper zu verschwinden. Ich bin traurig, dass unsere Mutter nicht in meiner Gegenwart gegangen ist. Nicht, dass ich glaube, dass sie mich gebraucht hätte, es war eher meine eigene Neugier. Dafür habe ich jetzt meinen Mann an meiner Seite. Es dauert nicht lange, da muss ich mich dick machen gegenüber dem Hospiz mit meinen Wünschen. Es wird ein Gefeilsche um die Stunden, die wir noch Abschied nehmen können. Ich möchte meine Mutter waschen und mit Rosenöl salben und schön anziehen. Mir wird attestiert, dass ich das nicht allein könne. Die diensthabenden Pfleger möchte ich nicht im Zimmer haben. Eine Kollegin fängt uns zuliebe ihren Dienst 30 Minuten früher an. Ich erinnere nicht mehr, was wir gesprochen haben, nur, dass sie mich hat machen lassen und mir zur Hand gegangen ist. Sie hatte zwar das doppelte Tempo von mir, aber ich war dankbar, dass es so ging. Als wir Ursel dann schön angezogen auf eine goldene Decke und ihr rotes Kopfkissen gebettet hatten, riss nach zehn Tagen heftigstem Dauerregen der Himmel auf.

Es war Thomas Geburtstag. Die Sonne schien durch die weit geöffneten Fenster ins Zimmer, wir haben Kaffee und Sekt getrunken und Torte gegessen, auf Ursel und das Leben angestoßen, und jeder hat seine Lieblingsgeschichte aus dem kleinen Fastenbuch gelesen, das auch die vergangenen neun Tage immer wieder zum Vorlesen diente. Wir haben nochmal gesungen und rezitiert, was Ursel wichtig war, und als ich in der letzten Zeile von Bonhoeffers Glaubensbekenntnis war, klopften die Bestatter an die Tür.

Es war für mich ein großer Trost, wie ich Ursel auf ihrer letzten Reise begleiten konnte. Es war nicht schwer. Auch nicht, sie in den Sarg zu legen.

»In Stille Deine Worte. Deine Mama hat es geschafft.
Zu diesem Ereignis, und wie sie es geschafft hat, kann ich nur gratulieren.
Von Licht und Heiligkeit umfangen, in ganzer Hingabe und von Euch begleitet, ist sie gegangen.
Die Schwere des Körpers abgelegt. Leicht wie eine Feder. Durchsichtig wie ein Kristall.
Verwandelt in zeitloser Schönheit.« (Hortense)

Teil I Perspektiven aus der klinischen Praxis

1 Sedierung aus palliativmedizinischer Sicht

Ulrike Reinholz

Mein Beitrag basiert auf meiner fast 20-jährigen klinischen Erfahrung in der Palliativmedizin. Er hat keinen wissenschaftlichen Fokus, aber den Anspruch, auf aktuelle Literatur und Handlungsempfehlungen hinzuweisen.

»Sedierung« ist im palliativmedizinischen Kontext ein hoch wichtiges Thema, weil die Entscheidung für oder gegen eine Sedierung sowohl für Patienten und Patientinnen als auch für ihre Angehörigen und für das Behandler-Team einschneidend ist. Aber was bedeutet es eigentlich, »sediert« zu sein? Sediert sein, darunter kann man verstehen, dass jemand nicht mehr so wach ist wie vorher. Manchmal wird der Zustand beschrieben als eingeschränktes Bewusstsein, eine Schläfrigkeit, oder eine tiefe Bewusstlosigkeit. Zu dieser Einschätzung tragen im stationären Behandlungssetting in besonderem Maße die Pflegekräfte bei, da sie viel mehr Zeit am Patientenbett verbringen als wir Ärztinnen und Ärzte. Aber auch alle anderen, die sich an der Behandlung unserer Patientinnen und Patienten beteiligen, wie z. B. die Physiotherapie, die Seelsorge, unsere Musiktherapeutin und die Psychoonkologie – alle tragen im Prinzip dazu bei, dass wir ein Gefühl für die Bewusstseinslage eines Menschen bekommen. Dies wird dadurch erschwert, dass die Bewusstseinslage wechselhaft sein kann.

1.1 Ursachen der verminderten Wachheit

Der natürliche Krankheitsverlauf

Die Vigilanzminderung oder die verminderte Wachheit kann durch den natürlichen Krankheitsverlauf verursacht sein. Wenn wichtige Organfunktionen eingeschränkt sind, zum Beispiel die der Leber oder der Niere, dann können Menschen schläfriger werden bis hin zu einem komatösen Zustand, ohne dass wir medikamentös dazu beitragen. Menschen mit verminderter Bewusstseinslage im Rahmen eines natürlichen Krankheitsverlaufes sind zwar sediert – aber ohne medikamentöse Sedierung.

Einsatz sedierender Medikamente

Der Zustand verminderter Wachheit kann aber auch durch den Einsatz von Medikamenten zur Symptomlinderung hervorgerufen bzw. mitverursacht werden, wenn diese auch eine sedierende Wirkung aufweisen. Die Vigilanzminderung als unerwünschte, aber in Kauf genommene Medikamentennebenwirkung ist auch keine Sedierung, sondern wir sprechen dann vom »Einsatz sedierender Medikamente«.

Gezielte Sedierung
Die sogenannte gezielte medikamentöse Sedierung dient als Ultima Ratio der Linderung von therapierefraktärem unerträglichem Leid.

Es ist wichtig, diese drei Gründe für eine verminderte Wachheit zu unterscheiden, klar zu benennen und zu erläutern, damit Patientinnen und Patienten und ihre Angehörigen die Krankheitssituation und die verminderte Wachheit verstehen können. Im erstgenannten Szenario erklären wir den Angehörigen: »Das ist der ganz normale Krankheitsverlauf.« Es ist wichtig darauf hinzuweisen, dass dies Teil der Erkrankung ist und wahrscheinlich auch Teil des zu Ende gehenden Lebens. Den zu erwartenden Tod zu benennen, ermöglicht es Patientinnen und Patienten und ihren Angehörigen, sich darauf einzustellen. Das Abschiednehmen voneinander bei eingeschränktem Bewusstsein der erkrankten Person ist immer besonders; unabhängig von ihrer Ursache.

Der Einsatz sedierender Medikamente zur Symptomlinderung ist bei Menschen mit weit fortgeschrittener Erkrankung der häufigste Grund für eine verminderte Bewusstseinslage am Lebensende. Wir setzten sedierende Medikamente (z.B. Opioide, Benzodiazepine, Neuroleptika) zur Linderung von Schmerzen, Luftnot, Angst, Unruhe und Übelkeit oder zur Vorbeugung oder Behandlung von Krampfanfällen ein. Der Grad der hierdurch mitverursachten Sedierung ist individuell unterschiedlich und hängt auch von der Krankheitssituation ab.

Diese meist in Kauf genommene Nebenwirkung der o. g. Medikamente zur Symptomkontrolle sollte ebenfalls vorab klar benannt werden. Wir erleben immer wieder, dass Patientinnen und Patienten den »Kontrollverlust« durch die sedierende Nebenwirkung der Medikamente fürchten und vermeiden möchten, und dafür eine höhere Symptomlast in Kauf nehmen.

Beim Einsatz sedierender Medikamente zur Beschwerdelinderung ist die Einschätzung der Pflege zur Wirksamkeit der verordneten Dosis und der Grad der sedierenden Nebenwirkung für uns Ärztinnen und Ärzte von besonderer Bedeutung, um die angemessene individuelle Dosis zu finden. Die Verordnung sämtlicher Medikamente liegt natürlich im ärztlichen Verantwortungsbereich.

Es geht z.B. darum, wie ein Patient auf die Gabe von Midazolam, einem Benzodiazepin, zur Linderung von Luftnot reagiert hat. Ob die gewählte Dosis die Luftnot gelindert hat und ob noch weitere Gaben innerhalb der nächsten Stunden benötigt wurden. Ist der Patient daraufhin sehr schläfrig geworden oder hat das Medikament zur Entspannung geführt? War die Kommunikationsfähigkeit verändert oder beeinträchtigt? Kam es zu Verwirrtheitszuständen? Je enger wir hier im Team im Austausch sind, desto schneller finden wir die individuell richtige Medikamentendosis.

Zur Verabreichung sedierender Medikamente zur Symptomlinderung am Lebensende gehört auch das Bewusstsein für einen Effekt, der belastend erlebt werden kann: beim Einsatz sedierender Medikamente als zusätzliche Bedarfsmedikation zur Linderung von Beschwerden kann es vorkommen, dass der Tod zeitnah oder unmittelbar nach Verabreichung dieser Bedarfsmedikation eintritt. Dies kann eine große emotionale Herausforderung für Pflegende sein; sowohl für Pflegefachpersonen als auch für pflegende Angehörige.

Wir Ärztinnen und Ärzte verordnen zwar die Bedarfsmedikation und verantworten diese auch, wir sind aber selten diejenigen, die sie verabreichen. Im häuslichen Versorgungsumfeld erleben wir gelegentlich, dass Angehörige, aus Sorge, mit der nächsten Bedarfsmedikation den Tod herbeizuführen, diese nicht verabreichen, obwohl der Patient oder die Patientin leidend und symptombelastet wirkt. Sie geraten in ein Dilemma – was ist denn jetzt schlimmer: »Lasse ich meinen Angehörigen leiden oder übernehmen ich die Verantwortung, dieses Medikament jetzt zu verabreichen?« Hier leisten SAPV-Teams eine wichtige Arbeit, indem sie solche Ängste antizipieren und ansprechen. Und auch im stationären Versorgungsumfeld außerhalb der spezialisierten Palliativversorgung erleben wir diese Hürde bei der Medikamentenverordnung und -gabe.

Eine entlastende Erklärung könnte in diesem Zusammenhang sein, dass die Dosis einer solchen Bedarfsmedikation immer individuell gewählt wird und immer angepasst ist an die Basismedikation. Die Dosis einer solchen Bedarfsmedikation ist niemals eine tödliche Dosis für einen Menschen, der nicht in dieser Krankheitssituation ist.

1.2 Gezielte Sedierung als Ultima Ratio

Die gezielte Sedierung als Ultima Ratio zur Linderung therapierefraktärer Beschwerden ist schon immer eine legale Behandlungsmöglichkeit gewesen. Über die vergangenen zwei Dekaden gab es hier mehrere Begriffsänderungen. Der Begriff der »finalen« oder »terminalen Sedierung« wurde fallengelassen, weil der Begriff »terminierend« mit der »aktiven Sterbehilfe« verwechselt werden könnte. Man hat sich dann über viele Jahre auf den Begriff der »palliativen Sedierung« geeinigt. Die Definition der Palliativen Sedierung wurde 2023 noch einmal von der Europäischen Fachgesellschaft (EAPC) überarbeitet, es handelt sich dabei um eine »Sedierung, die auf Linderung von refraktärem Leid durch die überwachte proportionale Gabe von Medikamenten zur Bewusstseinsreduktion bei Patienten mit lebenslimitierender Erkrankung zielt. Sie hat soziale und ethische Implikationen, die besondere Berücksichtigung bei Patienten, An- und Zugehörigen sowie Behandlern erfordern.«[7]

Untersuchungen haben allerdings gezeigt, dass sowohl bei Kolleginnen und Kollegen aus der Palliativmedizin als auch bei denen mit einem anderen Arbeitsschwerpunkt der Begriff der »palliativen Sedierung« nicht eindeutig genug zu sein

7 Vgl. Surges et al. 2024a, übersetzt bei Surges et al. 2024b.

scheint. Einige Kolleginnen und Kollegen verstehen schon den Einsatz sedierender Medikamente als eine Form der »palliativen Sedierung«. Vom Begriff der »gezielten Sedierung« erhofft man sich demgegenüber eine stärkere Trennschärfe.[8]

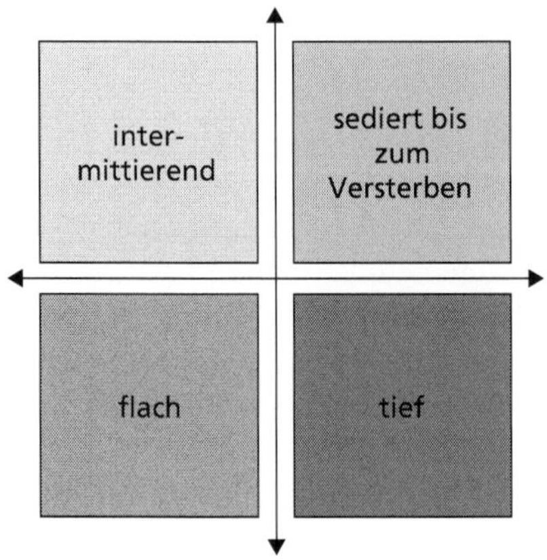

Abb. 1.1: Sedierungsarten

Eine gezielte Sedierung kann je nach individueller Krankheitssituation und Beschwerdelast unterschiedlich durchgeführt werden; sie kann intermittierend – also zeitweise – oder kontinuierlich – also fortgesetzt bis zum Versterben – erfolgen (▶ Abb. 1.1).

Sie kann zudem entweder flach oder tief sein. Bei Patienten mit einer initial flachen Sedierung kann im Verlauf eine tiefe Sedierung notwendig werden und eine initial intermittierende Sedierung kann im Verlauf auf eine kontinuierliche Sedierung bis zum Versterben umgestellt werden müssen – je nach Symptomlast. Die eingesetzten Medikamente werden je nach angestrebter Sedierungsart ausgewählt und individuell dosiert.

> Bei einem Anfang 50-jährigen Patienten bei uns auf Palliativstation wurde über mehrere Wochen eine intermittierende nächtliche Sedierung durchgeführt, die es ihm ermöglichte, die Besuche seiner Angehörigen und Freunde in wachem Zustand zu erleben. Erst eine Woche vor seinem Versterben wurden die Schmerzen und der körperliche Verfall für ihn so leidvoll, dass wir die Sedierung auf eine kontinuierliche gezielte Sedierung bis zum Versterben umgestellt haben.

8 Vgl. Kremling et al. 2024, Forschungsverbund SedPall/iSedPall 2024.

1.3 Gezielte Sedierung – Indikation

Häufigste Beschwerden, die im palliativen Behandlungssetting zu einer gezielten Sedierung führen, sind therapierefraktäre Luftnot, terminale Unruhe oder auch das präfinale Delir (Verwirrtheit) und existenzielles Leid. Seltener können auch therapierefraktäre Schmerzen und andere Symptome zu einer gezielten Sedierung führen.

Die Medikamentendosis ist individuell, es gibt keine Standarddosis. Die durchschnittliche Dauer einer palliativen Sedierung beträgt zwischen wenigen Stunden bis zu einigen Tagen.

Es fällt uns Behandlern leichter, Luftnot, Unruhe, Schmerzen und Verwirrtheit wahrzunehmen und diese im multiprofessionellen Team als therapierefraktär einzustufen. Beim existenziellen Leid ist das erheblich schwieriger und stellt dementsprechend für das Behandlungsteam eine besondere Herausforderung im Entscheidungsprozess dar. Hinzukommt, das existenzielles Leid als »Leid am Leben« fluktuierend und nicht immer gleich intensiv von den Betroffenen empfunden wird.

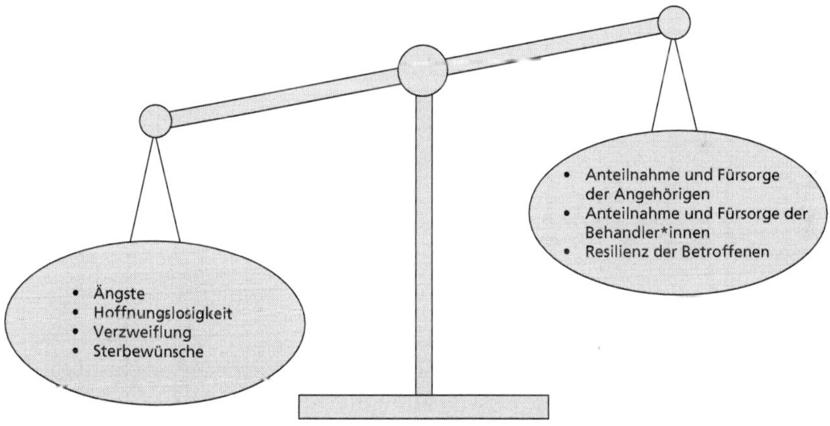

Abb. 1.2: Existenzielles Leid

Ängste, Hoffnungslosigkeit, Verzweiflung und Sterbewünsche verstärken das Leid, während die Anteilnahme und Fürsorge der Angehörigen und Behandler sowie die Resilienz der Betroffenen dieses lindern können (▶ Abb. 1.2). So können sich Phasen der Verzweiflung mit Phasen, in denen die Patientinnen und Patienten Gutes erleben, abwechseln. Dies macht es für alle Beteiligten schwer, den richtigen Zeitpunkt für die Einleitung einer gezielten Sedierung im Behandlungskontext des existenziellen Leids zu finden. Und gleichzeitig ist es wichtig, diese Ambivalenz wahrzunehmen, auszuhalten und als Behandler zu wissen, dass wir dadurch unsere Patientinnen und Patienten auch stärken können.

Ein 70-jähriger Patient mit ausgeprägten Einschränkungen in Mobilität, Nahrungsaufnahme und Eigenständigkeit aufgrund seiner fortgeschrittenen Tumorerkrankung war zur Einleitung einer gezielten Sedierung bei existenziellem Leid auf unserer Palliativstation aufgenommen worden. Wider Erwarten schob er den Beginn der Sedierung immer wieder um einen Tag auf. In einem unserer Gespräche fragte ich ihn, was ihn davon abhalte, mit der Sedierung zu starten? Zu meinem Erstaunen antwortete er mir: »Weil ich hier so sein kann, wie ich bin. Und damit ertrage ich es besser.« Dieser Patient hat noch vier weitere kostbare Tage mit seinen Angehörigen erlebt, bevor die Sedierung eingeleitet wurde.

Die EAPC empfiehlt daher bei existenziellem Leid zunächst eine intermittierende gezielte Sedierung einzuleiten.[9] Dies ermöglicht Patienten und Behandlern immer wieder neu zu bewerten, wie stark das existenzielle Leid empfunden wird. Bei einigen Patienten reicht die intermittierende Sedierung zur Linderung des existenziellen Leids aus; bei anderen ist das existenzielle Leid so stark oder es kommen noch weitere Beschwerden im Rahmen des Krankheitsverlaufs hinzu, dass im Verlauf von einer intermittierenden auf eine kontinuierliche Sedierung bis zum Versterben gewechselt wird. Das Einfordern bzw. Zulassen einer gezielten Sedierung ist meines Erachtens ein großer Vertrauensbeweis der Patientinnen und Patienten uns Behandlern gegenüber; es ist sicherlich auch eine der schwersten Entscheidungen, die man gegebenenfalls für sich im Leben treffen muss.

1.4 Gezielte Sedierung – Entscheidungsprozess

Für den Entscheidungsprozess ist der Austausch im Team ebenfalls von besonderer Bedeutung. Eine palliative, gezielte Sedierung ist keine einsame Entscheidung einer Ärztin oder eines Arztes. Diese Entscheidung muss mitgetragen werden von allen Beteiligten, und ganz besonders auch von der Pflege, weil sie in die Verabreichung der Medikamente direkt miteingebunden ist. Das ist auch deshalb so wichtig, weil die Pflegenden im tagtäglichen Kontakt mit den Patienten und Angehörigen oft die ersten Ansprechpartner sind für Fragen, Unsicherheiten und ggfs. auch Zweifel. So ist es auch wichtig, bei den ärztlichen Besuchen Patienten und Angehörige zu ermutigen, eventuelle Fragen, Unsicherheiten oder Zweifel zu äußern.

Im Falle einer gezielten Sedierung bei Patienten mit ausgeprägter Unruhe oder Verwirrtheit in der Sterbephase sind die Gespräche mit Patienten und Angehörigen sehr behutsam zu führen und es kann sein, dass ein solches Gespräch mit den Betroffenen gar nicht mehr geführt werden kann. Die Vorsorgebevollmächtigten haben dann eine besondere Rolle in diesem Entscheidungsprozess. Von manchen

9 Vgl. Surges et al. 2024a.

wird sie als sehr belastend empfunden, vor allem dann, wenn nicht kommuniziert wurde, dass sie die Entscheidung nur mittragen und nicht etwa alleinverantwortlich treffen sollen.

In diesem Entscheidungsprozess hat die Autonomie des Patienten oder der Patientin einen besonderen Stellenwert. Es geht aber auch um die Bestimmung der Refraktärität des Leids und um die Proportionalität der Sedierung. Mit Letzterem ist gemeint, dass man die geringstmögliche Sedierung auswählt, die es für den Menschen erträglich macht.

In der Vorbereitung einer gezielten Sedierung ist es wichtig mit allen Beteiligten über den möglichen oder zu erwartenden Verlust der Interaktionsfähigkeit zu sprechen. Die Annahme, dass eine gezielte Sedierung lebensverkürzend wirkt, kann dazu führen, dass ein prolongierter Sterbeprozess unter gezielter Sedierung von Angehörigen besonders belastend empfunden wird. Manchmal fühlt es sich so an, als würde die gezielte Sedierung den Stresslevel des erkrankten Menschen senken und den Tod eventuell sogar um Stunden oder wenige Tage verzögern. Ein solcher Effekt ist durch Studien allerdings nicht belegt.

In der Vorbereitung einer gezielten Sedierung müssen wir vorab zudem über die Fortsetzung oder Beendigung sonstiger Maßnahmen mit den Patienten sprechen und ihre Angehörigen darüber informieren. Das betrifft neben pflegerischen Maßnahmen, wie z. B. Abführmaßnahmen und Körperpflege, die künstliche Ernährung und künstliche Flüssigkeitszufuhr.

1.5 Gezielte Sedierung – Medikamenteneinsatz

Zu den Medikamenten, die primär zur Einleitung einer gezielten Sedierung eingesetzt werden, gehören Benzodiazepine, Neuroleptika und Propofol. Opioide sind nicht Mittel der 1. Wahl. Viele unserer Patienten erhalten allerdings ohnehin Opioide zur Linderung von Luftnot oder Schmerzen, und die Medikation wird dann natürlich während der gezielten Sedierung auch fortgeführt.

1.6 Gezielte Sedierung – Überwachung

Zur Überwachung einer gezielten Sedierung gehört die regelmäßige Evaluation:

- Einschätzung der Intensität des Leidens bzw. der Symptomkontrolle unter Einbezug der Pflege und der Angehörigen

- Dokumentation der Sedierungstiefe gemäß der RASS-Pal-Skala[10]
- Sorgfältiges Achten auf unerwünschte Arzneimittelnebenwirkungen wie z. B. Myoklonien, die ggfs. einen Opioidwechsel notwendig machen

Aus Sicht der Palliativmedizin ist es wichtig, die Krankheitssituation eines Menschen zu bewerten und zu erläutern, den Einsatz sedierender Medikamente zu besprechen und die Möglichkeit der gezielten Sedierung als »Ultima Ratio« zur Linderung therapierefraktären, unerträglichen Leids zu benennen, um Patientinnen und Patienten sowie deren Angehörige gut in die Entscheidungsprozesse einzubinden. Allein die Möglichkeit der gezielten Sedierung kann ein »Rettungsanker« sein: Schwerstkranken mit hoher Symptomlast bzw. Angst vor der Zunahme der Beschwerden kann das Wissen um die Möglichkeit der gezielten Sedierung helfen, diese Beschwerden zu ertragen. Gelegentlich tritt sogar ein zuvor geäußerter ausgeprägter Sterbewunsch in den Hintergrund. Die Durchführung einer gezielten Sedierung ist eine Herausforderung für alle Beteiligten und erfordert palliativmedizinische Expertise. Es stehen Guidelines und Handlungsempfehlungen zur Verfügung, die sicherstellen, dass medizinethische Prinzipien eingehalten werden.

Literatur zu Kapitel 1

Bush, Shirley H. et al. (2014): The Richmond Agitation-Sedation Scale modified for palliative care inpatients (RASS-PAL): a pilot study exploring validity and feasibility in clinical practice, in: *BMC Palliative Care* 13 (1), 17.

Forschungsverbund SedPall und iSedPall (2024): *Handlungsempfehlung. Einsatz sedierender Medikamente in der spezialisierten Palliativversorgung.*

Kremling, Alexander et al. (2024): Terminological Confusion About Sedation in Palliative Care: Results of an International Online Vignette Survey, in: *Journal of Palliative Medicine* 27 (4), 487–494.

Surges, Séverine M. et al. (2024a): Revised European Association for Palliative Care (EAPC) recommended framework on palliative sedation: An international Delphi study, in: *Palliative Medicine* 38 (2), 213–228.

Surges, Séverine M. et al. (2024b): Neue Empfehlungen zur palliativen Sedierung, in: *Der Schmerz* 38 (5), 365–373.

10 Bush et al. 2014.

2 Handlungssituationen und Herausforderungen bei sedierten Patient:innen aus der pflegerischen Perspektive

Gabi Lalotra

2.1 Die Entscheidung zur Sedierung

Die pflegerische Herausforderung besteht nicht nur in der körperlichen Pflege von sedierten Patient:innen, sondern auch schon bei dem Prozess der Entscheidungsfindung zur Sedierung.

Durch die intensive Pflege der Patient:innen im palliativen Setting entsteht oft eine große Nähe zu den Menschen, nicht nur durch die Grundpflege, sondern man kommt sich in Gesprächen persönlich näher. Die Lebenssituation bzw. Lebensgeschichte ähnelt vielleicht der eigenen oder durch vertrauensvolle Gespräche mit den Patient:innen und Angehörigen erfahren wir viel aus dem Leben der Personen, und dadurch entsteht eine Nähe, die uns mit den Familien mitfühlen lässt.

Zum anderen spielen unsere eigenen Wertvorstellungen und unsere Weltsicht eine Rolle dabei, ob wir den Weg in einer speziellen Situation mitgehen können. Dazu habe ich aus pflegerischer Sicht vier Gründe herausgearbeitet, die zu einer Sedierung von Patient:innen auf der Palliativstation führen können: Der »normale« Sterbeprozess, der Wunsch der Angehörigen, der Wunsch der Patient:innen und schließlich der Leidensdruck der Patient:innen und die damit verbundene Belastung des Teams. Diese Anforderungen stellen an die Pflege unterschiedliche Ansprüche.

Der »normale« Sterbeprozess

In der letzten Sterbephase ist es regelmäßig der Fall, dass Symptome nicht zufriedenstellend kontrolliert sind und durch eine Anpassung der Bedarfs- oder dauerhaften Medikation die Patient:innen langsam in eine Sedierung gleiten. Das Ziel ist die Symptomkontrolle, die Bewusstseinseinschränkung wird in Kauf genommen. Weder Patient:innen noch Angehörige oder Team müssen aktiv eine Entscheidung zur Sedierung treffen. Diese Vorgehensweise ist in der Regel für alle Beteiligten am wenigsten belastend und am besten nachvollziehbar, da die Sedierung langsam, über einen längeren Zeitraum eintritt.

Wunsch der Angehörigen zur Sedierung

Die Angehörigen begleiten den Patienten/die Patientin während seiner/ihrer Erkrankung oft schon über viele Jahre, manchmal wurde die Situation unter Therapie besser und das nächste Mal litt er/sie mehr unter der Therapie, und irgendwann sind die Angehörigen wie ausgebrannt.

Der Patient/die Patientin kommt zu uns auf die Palliativstation, oft mit dem Versprechen, hier könnten alle Symptome gut kontrolliert werden. Trotz aller Bemühungen leiden Patient/Patientin und Angehörige aber immer noch.

Die Angehörigen haben viele Nächte nicht mehr durchgeschlafen und sind am Ende ihrer Kräfte, können aber die Kontrolle nicht an uns abgeben. Sie haben versprochen: »Ich bleibe bis zum Tod bei dir, ich werde immer an deinem Bett sein« und/oder »Ich lass' dich zu Hause sterben«, was sie aber jetzt durch dieses extreme Leid und auch durch das eigene Ausgebrannt-Sein nicht mehr leisten können.

In ihrer Verzweiflung hören wir auch immer mal wieder: »Wenn es um ein Tier ginge, würde man es nicht so leiden lassen.« In dieser Aussage schwingt die ganze Verzweiflung der Angehörigen mit, dieses Nicht-mehr-Können und auch Nicht-mehr-zusehen-Können.

Wunsch der Patient:innen zur Sedierung

Aber auch die Patient:innen können an einen Punkt kommen, an dem sie das Leid nicht mehr ertragen können, Angst vor Symptomen haben, die auftreten könnten, vorhandene Symptome oder die Abhängigkeit von Angehörigen und Pflegepersonen nicht mehr ertragen können. In manchen Fällen wissen sie um die Belastung der Angehörigen und wollen niemandem zur Last fallen oder sie möchten den Sterbevorgang als solchen nicht bewusst erleben. Wir hören dann: »Es ist nicht der Tod, es ist dieser Sterbevorgang, vor dem ich so Angst habe.« Dies sei an einem Fallbeispiel verdeutlicht:

> Eine Patientin, mittleres Lebensalter, ohne Therapieoption, kam zu uns auf die Palliativstation. Bei der Aufnahme wurde der Wunsch nach Sedierung geäußert, sollte die Situation eintreten, dass sie nicht mehr sprechen und essen könne. Die Patientin saß mittags an der Bettkante, hat das Mittagessen gegessen, hat Besucher empfangen, hat sich gut unterhalten und sagte nach dem Mittagessen: »Und jetzt ist es so weit.« Für sie war klar: wenn sie den Zeitpunkt für gekommen erachtet, ist eine Sedierung jederzeit möglich.
>
> Von ärztlicher Seite war der Zeitpunkt auch in Ordnung, die wahrscheinliche Lebenszeit sehr limitiert. Aber die Pflegekräfte konnten der Entscheidung zu diesem Zeitpunkt emotional nicht folgen. Für uns war es noch zu früh: es war doch gesagt worden, wenn sie nicht mehr essen und nicht mehr sprechen kann – das konnte sie aber noch und auch noch an der Bettkante sitzen.
>
> Dennoch wurde die Sedierung eingeleitet. Ich hatte Spätdienst. Die Patientin hat natürlich nicht gleich geschlafen. Viele Patient:innen und Angehörige erwarten, gleich einzuschlafen, sobald die Sedierung gestartet wird, aber so ist es

nicht. Ich sollte einen Bedarf, d. h. eine Bedarfsmedikation, geben, damit die Patientin ein bisschen mehr zur Ruhe kommt. Als ich mit meinem Bedarf in das Zimmer kam, sagte die Patientin: »Ach, nee, jetzt im Moment habe ich noch Besuch, also mit denen möchte ich noch sprechen und wir wollen auch noch was zusammen trinken.«

Unsere Vorstellung von Leid hat es uns Pflegenden in diesem Fall erschwert, die Bedürfnisse der Patientin zu verstehen, weil unser Eindruck der Situation uns das Ausmaß des Leidens nicht hat erkennen lassen. Umgekehrt kann es aber auch sein, dass wir den Patient:innen *mehr* Erleichterung anbieten möchten, wie im nächsten Beispiel beschrieben.

Der Leidensdruck der Patient:innen und die damit verbundene Belastung des Teams

Ein Patient, Mitte 50, wird bei uns auf der Station behandelt. Er leidet an Paresen und Lähmungen aufgrund von Tumor-Metastasen. Sprache und Bewusstsein sind uneingeschränkt. Essen und Trinken sind möglich, müssen aber angereicht werden. In unseren Augen leidet der Patient, er benötigt zusätzlich zu seiner Dauermedikation sehr oft Bedarfsmedikamente, diese zeigen nicht das gewünschte Ergebnis, oft wimmert und stöhnt der Patient und wir stehen neben dem Bett, fühlen uns hilflos. Wir arbeiten die Liste der angeordneten Medikamente ab, der Patient erfährt aber keine oder nur wenig Linderung.

In solchen Momenten kommt manchmal der Punkt, an dem sich die Pflege überfordert fühlt. Patient:innen mit einer sehr großen Symptomlast klingeln sehr oft, wir gehen immer wieder ins Zimmer, und irgendwann weiß man einfach nicht mehr, was man tun soll, um irgendwie zu helfen. Die Patient:innen leiden, die Angehörigen sind verzweifelt.

Von unserer Seite kommt dann die Frage: Könnte man diese Patient:innen nicht sedieren? Der Patient/die Patientin möchte das aber nicht. Er/sie kann die Tage und besonders den Besuch von Familie und Freunden trotzdem genießen. Es stellt sich dann die Frage: Wer kann diese Situation nicht mehr ertragen? Wann ist der richtige Zeitpunkt für eine Sedierung?

Zusammenfassung

Um den Weg der Sedierung zusammen gehen zu können, ist wichtig: Der Wunsch der Patient:innen, der Angehörigen, des Pflegeteams muss für alle Beteiligten nachvollziehbar sein und offen angesprochen werden. Wer wünscht aus welchem Grund eine Sedierung? Überlastung? Personeller Engpass? Hilflosigkeit? Übermüdung? Haben wir eine besonders enge emotionale Bindung zum Patienten/zur Patientin, die uns am Loslassen hindert? Haben wir das Gefühl: das fühlt sich an wie eine Sedierung auf Bestellung?

Und was ist mit dem Patienten/der Patientin? Er/sie sollte unbeeinflusst entscheiden, was ihm/ihr wichtig ist. Was ist Lebensqualität? Welche Bedeutung hat sie für den Einzelnen/die Einzelne? Ist sie messbar und kann in einem Standard zusammengefasst werden?

Maßnahmen, wie das Team mit der anspruchsvollen Herausforderung umgeht

In unserem Team können wir uns offen austauschen; die Pflege untereinander, mit den ärztlichen Kollegen, den Physiotherapeuten, der Seelsorge, den Psychoonkologen und der Musiktherapeutin. Der Austausch untereinander hilft uns, eine andere Sichtweise einzunehmen und festgefahrene Gedanken loszulassen.

Wir dürfen uns eine belastende Situation eingestehen und zusammen nach Lösungen suchen, die darin bestehen können, die zu versorgenden Patient:innen untereinander zu »tauschen«, und so etwas Abstand zu der Situation zu bekommen.

In der Supervision sprechen wir über schwierige, uns belastende Situationen auf neutraler Ebene, da der Supervisor die Patient:innen nicht kennt und auf unsere Aussagen und unsere emotionale Situation eingeht. Psychoonkologen und Seelsorge treten manchmal als Vermittler auf, indem sie mit den einzelnen Parteien sprechen und das Verständnis füreinander durch Gespräche fördern.

Unterstützung von An- und Zugehörigen

Es ist wichtig, mit den Angehörigen sehr achtsam umzugehen, da sie oft sehr belastet sind durch Trauer oder eventuell auch Schuldgefühle, weil sie einer Sedierung zugestimmt haben.

Die Gespräche drehen sich dann um Fragen wie: »War das richtig gewesen?«, »Wollte mein Angehöriger vielleicht doch noch länger leben?«, »Habe ich über seinen Kopf hinweg entschieden?«, »Habe ich ihn jetzt in den Tod getrieben?«, »Leidet er/sie jetzt wirklich nicht mehr, oder werden Symptome übersehen?«

In solchen Phasen benötigen Angehörige gute, empathische Unterstützung, und wir Pflegende viel Fingerspitzengefühl bei der Gesprächsführung. Viele Angehörige benötigen Aussagen wie: »Ja, das war im Sinne des Patienten/der Patientin, er/sie hat das so gewünscht«, »Die Situation ist in Ordnung, der Patient/die Patientin wirkt entspannt.«

Zur Akzeptanz gehört auch die ärztliche Perspektive, um den Angehörigen Sicherheit zu geben. Um Trost und ein Gefühl des Willkommen-Seins zu erzeugen, achten wir auf die Angehörigen, bieten ihnen Essen und Getränke an, involvieren sie in die Pflege, stehen für Gespräche bereit (nicht nur über Tod und Krankheit) und bieten einen Übernachtungsplatz im Zimmer an.

Sie haben die Möglichkeit an der Musiktherapie teilzunehmen und Gespräche mit den Psychoonkologen und der Seelsorge wahrzunehmen. Die Angehörigen müssen mit diesem Versterben weiterleben. Egal, was sie glauben, wir unterstützen sie in diesem Glauben. Indem wir sagen: »Das war jetzt gerade so richtig gewesen«

und »Haben Sie ganz großartig gemacht!«, haben sie das Gefühl, in dem Klinikalltag wichtig zu sein.

2.2 Der Umgang mit sedierten Patient:innen

Das Vorbereiten der Patient:innen vor der Sedierung

Wir versuchen, die Patient:innen auf die Sedierung vorzubereiten, indem wir ihnen sagen, was wir an Pflege durchführen werden. Sollte der Patient/die Patientin es zulassen und ein offenes Gespräch möglich sein, führen wir die Mundpflege durch, solange er/sie noch nicht komplett eingeschlafen ist, damit er/sie weiß, wie sich das anfühlt, auch wenn niemand von uns weiß, was man unter der Sedierung spürt. Vertrautes macht vielleicht weniger Angst.

Wir achten darauf, dass die Zimmertür immer offen bleibt. Dem Patienten/der Patientin sagen wir: »Die Tür wird immer offen sein, wenn kein Besuch da ist«, er/sie soll sich sicher fühlen. Die Patient:innen sollen wissen: Wir sind da und wir sehen ihn/sie. Der Gedanke: »Ich kann ja dann nicht mehr klingeln und ich kann mich ja dann nicht mehr melden«, ist für den Patienten/die Patientin sehr belastend. Wir versuchen, ihm/ihr zu versichern: wir sind da und wir sehen ihn/sie und wir sind so professionell, dass wir Bedürfnisse erkennen können.

Beobachtung der Patient:innen

Die Krankenbeobachtung ist noch intensiver, da der Patient/die Patientin uns nicht mehr sagen kann, wie es ihm/ihr geht und die Angehörigen Symptome oft aus ihrer emotionalen Verbindung deuten.

Angehörige gehen davon aus, dass eine körperliche Bewegung unter Sedierung bedeutet, dass der Patient/die Patientin Schmerzen oder andere belastende Symptome hat. Andere können mit dem Zustand eingeschränkten Bewusstseins nicht gut umgehen und äußern Wünsche wie: »Kann man den Patienten/die Patientin nicht noch mal wach werden lassen, damit er/sie Kontakt zu uns aufnehmen kann?« Das betreuende Team tritt in diesen Fällen als »Anwalt« für die Patient:innen auf und versucht zu vermitteln.

Auf der einen Seite kennen die Angehörigen den Patienten/die Patientin sehr gut und können das Verhalten deuten. Auf der anderen Seite stehen unsere Profession, unser Wissen und unsere Erfahrung.

Erkennen von Schmerzen, Luftnot, Unruhe usw.

- Mimik, z. B. Stirnrunzeln, aufreißen der Augen, grimassieren
- Gestik, z. B. Nesteln, Greifen, Bett-Flüchtigkeit, Muskelanspannung, Schonhaltung, Berührungsempfindlichkeit, Abwehrbewegung
- Verbale Äußerungen, z. B. Laute, Geräusche, Wimmern, Stöhnen, Weinen, Schreien
- Atmung, z. B. Frequenz, Atemmuster, stöhnende Atmung, angestrengte Atmung, Rasselatmung
- Hautbeschaffenheit, z. B. Schwitzen, Rötung, Blässe
- Unruhe (auch motorische Unruhe)
- Atmosphäre im Zimmer

Es ist wichtig, dass wir auf Mimik, Stirnrunzeln und aufgerissene Augen achten. Wenn Patient:innen sich beim Pflegen sehr anspannen, kann dies darauf hindeuten, dass die Sedierung nicht ausreichend tief ist. Manche Patient:innen sind sehr berührungsempfindlich und reagieren mit abwehrenden Bewegungen. Aber auch verbale Äußerungen wie Wimmern, Stöhnen, Weinen, Schreien zeigen uns Handlungsbedarf. Die Atemfrequenz kann sich erhöhen, als Zeichen von Symptomen. Bei Ansprache und Berührung kann sie sich beruhigen.

Patient:innen fangen auch an zu schwitzen. Vielleicht sind sie nur zu warm zugedeckt, haben Schmerzen, Luftnot, Angst oder erhöhte Temperatur. Der Grund ist nicht immer gleich erkennbar und wir besprechen uns im Team und mit unseren Ärzten, ob eine Anpassung der Medikamente in Erwägung gezogen werden soll.

Die Atmosphäre im Zimmer

Besonders wichtig ist, was ich die »Atmosphäre im Zimmer« nennen möchte. Wir kommen in ein Zimmer und haben das Gefühl, dass etwas nicht »stimmt«, sich nicht stimmig anfühlt. An diesem Punkt existieren keine wissenschaftlichen Studien, keine Beweise. Zum einen ist es Berufserfahrung, zum anderen aber auch Intuition, ein Bauchgefühl: »Ich habe das Gefühl, dem Patienten geht es nicht gut.«

Die Situation kann durch die Patient:innen oder durch anwesende Besucher hervorgerufen werden. Dann ist es an uns, dem Gefühl zu vertrauen, die Patient:innen zu beobachten, mit den Anwesenden im Zimmer zu sprechen, sie nach ihren Beobachtungen zu fragen und durch Bedarfsgabe oder das Beseitigen von Störfaktoren die Situation zu entspannen.

Wie gehen wir mit den sedierten Patient:innen um?

Im Prinzip wird der Patient/die Patientin so behandelt wie eine wache Person. Wir versuchen, einen Tag-Nacht-Rhythmus beizubehalten, indem wir abends die

Lichter dämpfen, indem es abends ruhiger auf der Station wird. Morgens machen wir die Jalousien, Gardinen und Fenster auf, damit ein Gefühl von »Tag« entsteht.

Die Körperpflege und Lagerung werden so durchgeführt, wie der Patient/die Patientin es immer gemocht hat. Es gibt Patient:innen, die schon immer gern auf der linken Seite geschlafen haben. Dann werden wir natürlich sagen: der Patient/die Patientin darf weiterhin auf der linken Seite liegen.

Die Patient:innen werden immer respektvoll behandelt, das heißt, wir klopfen an, wenn wir ins Zimmer gehen – auch, wenn die sedierten Patient:innen allein im Zimmer sind. Wir sprechen sie immer mit Namen an, sie bleiben die Person, die sie auch in wachem Zustand waren.

Die Pflege an sich ist automatisch langsamer und behutsamer. Wir kommen ins Zimmer, führen alles achtsamer durch, beobachten aufmerksam die Reaktionen. Alle Personen sprechen leiser, so wie man zum Beispiel mit einem Baby umgehen würde. Man sieht das Baby, man wird leiser, man wird vorsichtig, auch die inneren Emotionen verändern sich in dem Moment.

Wir werden zu den Fürsprechern für die Patient:innen, und das können wir manchmal auch sehr vehement: wenn wir das Gefühl haben, da ist irgendwas nicht so, wie der Patient/die Patientin es bräuchte, setzen wir uns für ihn/sie ein – gegenüber den Angehörigen, wenn zu viele Besucher große Unruhe ins Zimmer bringen, gegenüber den Ärzten, wenn wir den Eindruck haben, Symptome seien nicht ausreichend kontrolliert.

Wir achten darauf, dass die Musiktherapeutin weiterhin zu dem Patienten/der Patientin geht, ihm/ihr die Lieder vorspielen, die er/sie gemocht hat. Die Physiotherapie fragt uns oft: »Sollen wir da jetzt überhaupt noch reingehen?«. Auch sie ermutigen wir immer wieder, und wenn sie nur eine Beinausstreichung, eine Fußmassage macht, Zuwendung zeigt und beim Patienten/bei der Patientin ist.

Im Patientenzimmer soll dieser Mensch als unverwechselbare Persönlichkeit erkennbar bleiben: Seine/ihre Bilder und Dekorationsartikel schmücken das Zimmer über den Tod hinaus.

Teil II Bewusstseinszustände sedierter Patienten

3 Was wissen wir über Bewusstsein – lässt es sich messen und erklären?

Michael Pauen

Auseinandersetzungen mit dem Problem des Bewusstseins finden sich schon in den ältesten Zeugnissen menschlicher Kultur, z. B. in den Wandmalereien in den Höhlen von Lascaux oder in den Platonischen Dialogen; sie finden sich in mittelalterlichen Texten, spielen eine große Rolle bei Philosophen wie Descartes, John Locke oder Leibniz und spätestens mit dem Ende des 18. Jahrhunderts werden sie auch zum Thema der Naturwissenschaften. In den letzten Jahrzehnten sind diese Anstrengungen noch einmal verstärkt worden; große Forschungsprojekte wurden aufgelegt, wissenschaftliche Gesellschaften zur Erforschung des Bewusstseins gegründet und interdisziplinäre Studiengänge eingerichtet, in denen die für die Erforschung des Bewusstseins wichtigsten Disziplinen zusammenarbeiten.

Doch während unsere Kenntnis neuronaler Prozesse sich gerade in den letzten Jahren kontinuierlich verbessert hat, sind die Fortschritte beim Verständnis von Bewusstsein überschaubar. Wir sind immer noch weit davon entfernt, die Entstehung von Bewusstsein zu verstehen, ja, wir sind noch nicht einmal so weit, dass wir das Problem, welches wir zu lösen versuchen, genau beschreiben könnten. Das deutlichste Anzeichen ist wohl, dass selbst die beiden wichtigsten Theorien zur Erklärung von Bewusstsein kürzlich wieder grundsätzlich in Frage gestellt wurden: So wurde der Global Workspace Theory von Bernard Baars und Stan Dehaene vorgeworfen, dass eine ihrer zentralen Annahmen auf einem methodischen Fehler in den zugrundeliegenden Experimenten basiert,[11] und ihre wichtigste Konkurrentin, die Integrated Information Theory von Giulio Tononi und Christof Koch, wurde gar als »unüberprüfbare Pseudowissenschaft« abgekanzelt, und zwar in einem offenen Brief von wichtigen Hirnforschern.[12]

Doch woran liegt das? Zweifellos spielt hier die schiere Größe des Problems eine Rolle – immerhin ist das menschliche Gehirn eines der komplexesten Systeme, die wir kennen. Doch müsste man nicht bei allen Fortschritten der Hirnforschung erwarten, dass ein wenig Licht auch in die Frage nach dem Bewusstsein kommt? Bei anderen Problemen, bei Schmerzen, Gedächtnisprozessen, der visuellen Wahrnehmung oder dem Selbstbewusstsein hat es solche Fortschritte schließlich gegeben.

Viele Philosophen behaupten, Bewusstsein sei eben nicht mit objektiven Mitteln zu erfassen; Bewusstsein sei ein rein subjektives Phänomen.[13] Und in der Tat: Was hat das Feuern von einfachen Nervenzellen, das allen geistigen Prozessen zugrunde

---

11 Vgl. Michel 2017.
12 Vgl. Fleming et al. 2023
13 Vgl. Nagel 1974, Levine 1983, Chalmers 1996.

liegt, schon zu tun mit der qualitativen Vielfalt von Schmerzen, Farbempfindungen, Geruchserfahrungen oder sexueller Lust?

Die Folgen einer solchen Kluft zwischen subjektiver Erfahrung und objektivem Wissen wären indes gravierend: Wir müssten nicht nur einräumen, dass unsere wissenschaftlichen Bemühungen bei allen Fortschritten immer am Problem des Bewusstseins scheitern werden. Zudem hätte dies auch ganz praktische Konsequenzen. Insbesondere dort, wo wir uns nicht auf subjektive Berichte verlassen können, also bei Tieren, bei sehr kleinen Kindern oder bei Patienten in komaähnlichen Zuständen, hätten wir keinerlei Möglichkeiten, gesicherte Aussagen über die Existenz von Bewusstsein zu machen. Es wäre daher prinzipiell unmöglich festzustellen, ob ein Lebewesen leidensfähig ist bzw. Schmerzen empfindet, sofern es sich nicht selbst äußern kann.

In diesem Beitrag wird eine Reihe von Beispielen dafür vorgelegt, dass man Bewusstsein sehr wohl mit objektiven Mitteln erfassen kann. Wir werden zeigen, dass die unbefriedigenden Fortschritte in der Bewusstseinsforschung nichts mit einer prinzipiellen Kluft zwischen subjektiver Erfahrung und objektivem Wissen zu tun haben, sie ergeben sich vielmehr daraus, dass wir eine sehr unklare Vorstellung von Bewusstsein haben. Befasst man sich mit konkreteren Phänomenen wie etwa Schmerzen oder Lustempfindungen, dann schwindet nicht nur die Kluft zwischen subjektiver Erfahrung und objektivem Wissen, vielmehr haben wir z. B. bei Schmerzen bereits Möglichkeiten der objektiven Messung. Im Moment befinden sich diese Methoden noch im experimentellen Stadium, doch auf die Dauer könnten sie Bedeutung erlangen für die Behandlung von Patienten, die selbst keine Auskunft über ihre Schmerzen mehr geben können.

Der vorliegende Beitrag gliedert sich in drei Teile. Um die Hintergründe der gegenwärtigen Situation deutlich zu machen, werden wir im ersten Teil zunächst einen kurzen Überblick über die Geschichte der Auseinandersetzung mit Bewusstsein geben, und dabei auch der Frage nachgehen, wie sich unsere Vorstellungen und Begriffe von Bewusstsein in dieser Auseinandersetzung verändert haben. Im zweiten Teil werden wir dann erklären, wie es zu der Auffassung gekommen ist, dass Bewusstsein nicht mit objektiven Methoden gemessen und erklärt werden könne, und dann zeigen, warum solche Messungen bei bestimmten Einzelphänomenen schon jetzt möglich sind. Im dritten und letzten Teil werden wir dann die Konsequenzen erörtern, die sich daraus für den Umgang mit Patienten ergeben, die keine Auskunft über ihre eigenen mentalen Zustände mehr geben können.

3.1 Begriff und Geschichte des Bewusstseins

Wie bereits erwähnt, beschäftigt sich die Menschheit schon seit sehr langer Zeit mit Problemen des Bewusstseins. In dieser Zeit haben sich aber die konkreten Vorstellungen von Bewusstsein und die Zusammenhänge, in denen Menschen hierüber nachdenken, immer wieder tiefgreifend verändert. Am Beginn stehen in den meisten Kulturen Vorstellungen einer Seele. In den meisten Fällen wird die Seele aufgefasst als ein Ding, wie z. B. ein Vogel, oder als eine Substanz wie ein Hauch oder ein Luftzug. Die Auffassung der Seele als Hauch oder Atem findet sich in der Bibel, wo Gott dem ersten Menschen den Lebensatem einhaucht. Die Seele erklärt in vielen Kulturen auch das Leben, und Lebewesen atmen, bis sie sterben und damit ihre Seele »aushauchen«. Seelenvorstellungen sind häufig ganz materiell; so gibt es in neusteinzeitlichen Särgen sogenannte Seelenlöcher, die es der Seele des Verstorbenen erlauben sollten, den Körper zu verlassen, aber auch wieder zurückzukehren.

Aus heutiger Sicht ist dabei wichtig, dass die Seelenvorstellung viel mehr erklärte als nur das Bewusstsein. Die Seele steht häufig für den Unterschied von Leben und Tod, für die Beweglichkeit des menschlichen Körpers, für das Ich, aber auch für die Fähigkeit wahrzunehmen und zu denken. Wichtig ist schließlich, dass die Seelenvorstellung von vornherein einen Dualismus von Geist und Körper impliziert: Als eigenständige Substanz unterscheidet sich die Seele vom Körper und kann sich gegebenenfalls von ihm trennen, z. B. im Tod oder in ekstatischen Zuständen. Das Beispiel zeigt, wie unsere Vorstellungen und Begriffe unser Verständnis und unsere Erklärungsmöglichkeiten bestimmen: Wer von einer Seele spricht, der legt sich auf einen Dualismus von Geist und Körper fest; eine naturwissenschaftliche Erklärung ist somit nicht mehr möglich.[14]

Dies ändert sich erst mit der Etablierung des Bewusstseinsbegriffs. Der Begriff des Bewusstseins taucht vom 17. Jahrhundert an vereinzelt bei Autoren wie Thomas Hobbes, John Locke, Ralph Cudworth und Maine de Biran auf, etabliert sich aber erst mit dem Vordringen materialistischer Theorien des Geistes in der zweiten Hälfte des 19. Jahrhunderts. Auch hier sind die verwendeten Wörter aufschlussreich. In praktisch allen Sprachen, in denen die zeitgenössischen Theorien des Bewusstseins entwickelt werden, taucht das Wort »Wissen« als Bestandteil von Bewusstsein auf: Conscience, consciousness, conscientia, coscienza, Bewusstsein. Dahinter steckt die Vorstellung, dass jemand, der z. B. einen bewussten Schmerz erlebt, ein privilegiertes, häufig als unfehlbar betrachtetes Wissen über diese Schmerzen erwirbt. Die Unfehlbarkeit mag plausibel erscheinen, immerhin scheinen wir einen direkten Zugang zu unseren eigenen mentalen Zuständen zu haben, während andere sich mit indirekten Indizien, z. B. in unserem Verhalten, zufriedengeben müssen. Tatsächlich ist dieses Privileg jedoch in den letzten Jahren immer wieder in Zweifel gezogen worden – auch bezüglich seiner eigenen mentalen Zustände kann man sich nämlich täuschen. Der Bewusstseinsbegriff suggeriert damit auch, dass objektives Wissen fehleranfälliger ist als subjektives, ja dass die Indirektheit von objektiven Methoden es gar nicht zulässt, das Wesen des Bewusstseins zu erkennen oder es gar zu erklären.

---

14 Vgl. hierzu ausführlicher Pauen 2016.

3.2 Kann man Bewusstsein messen und erklären?

Zweifel daran, dass bestimmte Probleme lösbar sind, hat es in der Wissenschaftsgeschichte immer wieder gegeben. Sie tauchen meistens dann auf, wenn die Bedeutung eines Problems erkannt wird, aber noch nicht einmal ein Ansatz zu einer Lösung vorliegt. So konnte z. B. John Locke sich nicht vorstellen, dass es einmal möglich sein werde, die Übergänge zwischen den unterschiedlichen Aggregatzuständen einer Substanz, also etwa zwischen flüssigem Wasser und Eis, zu verstehen; Descartes glaubte, das menschliche Sprachvermögen sei prinzipiell nicht zu erklären; später meinte man dann, das Wesen von Materie und Kraft sei prinzipiell unbegreiflich,[15] und noch im 20. Jahrhundert wurde schließlich behauptet, die grundlegenden chemischen Prozesse ließen sich nicht aus ihren physikalischen Elementen erklären.[16] Mittlerweile wird nur noch das Bewusstsein als unlösbar betrachtet.

Die meisten Autoren berufen sich dabei auf Gedankenexperimente, die zeigen sollen, dass eine prinzipielle Kluft besteht zwischen der subjektiven Erfahrung z. B. von Farbempfindungen und dem Wissen über die zugrundeliegenden neuronalen Prozesse.[17] So kann man sich etwa vorstellen, dass Zwillinge unterschiedliche Farberfahrungen haben, obwohl sie bis hinab zu den Molekülen völlig identisch miteinander sind: Wo der eine grün sieht, sieht der andere rot, doch da beide gelernt haben, dass Wiesen als »grün« und Tomaten als »rot« bezeichnet werden, ist der Unterschied von außen niemals zu erkennen. Und da keinerlei Unterschiede auf der physischen Ebene vorhanden sind, ist es ausgeschlossen, die unterschiedlichen Farberfahrungen durch physische Unterschiede zu erklären.

Zweifellos zeigt das Gedankenexperiment, dass wir heute noch keine Ansätze haben, diese Unterschiede zu erklären – doch bedeutet dies, dass wir niemals imstande sein werden, eine angemessene Theorie zu entwickeln? Wie können wir voraussagen, dass Theorien scheitern werden, die wir noch nicht einmal kennen? Es sieht daher so aus, als wären wir in einer ganz ähnlichen Situation wie die oben genannten Wissenschaftler, die behauptet hatten, dass der Wechsel der Aggregatzustände oder das Wesen von Materie und Kraft prinzipiell nicht zu erklären seien.

Doch warum verfügen wir immer noch über keine halbwegs akzeptierten Theorien zum Verständnis von Bewusstsein? Ein Grund könnte sein, dass unser Begriff und unsere Vorstellung von Bewusstsein einfach so unklar sind, dass wir gar nicht sagen können, was eigentlich erklärt werden soll. Charakteristisch ist hier eine ursprünglich von Thomas Nagel vorgeschlagene und heute weit verbreitete Formel:[18] Ihr zufolge ist Bewusstsein die »Art und Weise, wie es ist« (»the way it is like«), Schmerzen zu haben oder Farben zu empfinden. Doch kann man auf diese Weise klarstellen, was eine Theorie des Bewusstseins erklären soll? Tatsächlich fehlt uns bis heute nicht nur eine Definition von Bewusstsein, vielmehr ist es uns bis

15 Vgl. Du Bois-Reymond 1974.
16 Vgl. Broad 1925.
17 Vgl. Levine 1983, Chalmers 1996.
18 Vgl. Nagel. 1974.

heute nicht gelungen, unsere Erfahrung von Bewusstsein in eine halbwegs brauchbare Beschreibung des zu erklärenden Phänomens umzusetzen.

Doch wie wäre es, wenn wir »das« Bewusstsein erst einmal zur Seite stellen würden, und uns um ein besseres Verständnis einzelner Phänomene bemühen würden? Vielleicht kann man auf diese Weise Fortschritte im Verständnis subjektiver Erfahrung machen; und vielleicht ist es hier sogar möglich, die Kluft zwischen subjektiver Erfahrung und objektiver wissenschaftlicher Erkenntnis ein wenig zu verringern.

Tatsächlich gibt es in der Psychologie schon lange Verfahren zur Messung mentaler Zustände, die z. T. gut etabliert sind. Das gilt z. B. für die von Weber und Fechner begründete Psychophysik, bei der man die Intensität von Empfindungen misst. Schon im 19. Jahrhundert hat man dabei einen gesetzesähnlichen Zusammenhang zwischen der Stärke des Reizes und der Intensität der Empfindung entdeckt. Eine neuere Methode, die auf Verfahren zum Scannen von neuronaler Aktivität basiert, ist das sogenannte Brainreading.[19] Das entscheidend Neue gegenüber den klassischen Methoden der Messung neuronaler Aktivität besteht darin, dass hier nicht mehr einfach nur die Summe der neuronalen Aktivität in einem bestimmten Areal gemessen wird, entscheidend sind vielmehr die unterschiedlichen Muster der Verteilung von neuronaler Aktivität innerhalb eines Areals. In Experimenten wird dabei mit Hilfe künstlicher Intelligenz nach Beziehungen zwischen diesen Mustern und den parallel stattfindenden kognitiven Aktivitäten gesucht. Sind solche Beziehungen erst einmal gefunden, dann kann man allein auf der Basis der neuronalen Aktivitätsmuster Aussagen darüber machen, was die Versuchspersonen sehen oder was sie planen. So konnte eine Arbeitsgruppe um John Haynes z. B. mehrere Sekunden vor Ausführung einer Handlung voraussagen, welchen von zwei Knöpfen Versuchspersonen drücken würden.[20]

Skeptiker könnten natürlich argumentieren, dass man hier letztlich nur bestimmte Handlungen, eben geistige Handlungen, voraussagen und messen könne, nicht aber den subjektiven Charakter von Erfahrung – und darum gehe es doch, wenn man Bewusstsein erfassen und irgendwann einmal erklären wolle.

Doch auch hier gibt es Fortschritte. Nachdem man bei Schmerzmessungen lange Zeit nur auf die Berichte von Patienten angewiesen war, gibt es mittlerweile erfolgversprechende Ansätze, die Intensität von Schmerzempfindungen auf der Basis von neuronalen Daten zu messen. Die Grundlage ist ganz ähnlich wie beim sogenannten Brainreading: Zunächst werden für die Schmerzempfindung relevante Gehirnregionen bestimmt, anschließend versucht man, mithilfe von künstlicher Intelligenz Zusammenhänge zwischen den Aktivitätsmustern in diesen Arealen und der Intensität von Schmerzempfindungen herzustellen. Ist das Verfahren einmal etabliert, liefern Messungen der Hirnaktivität Aufschluss über die Intensität von Schmerzerfahrungen, ohne dass dazu noch die Patienten befragt werden müssen.[21]

19 Vgl. Haynes 2009.
20 Vgl. Soon et al. 2008.
21 Vgl. Woo et al. 2017.

Die Arbeitsgruppe von Tor Wager hat auf dieser Basis ein Messverfahren entwickelt, dass mit sehr großer Genauigkeit nicht nur schmerzhafte Wärmeempfindungen von nicht schmerzhaften Wärmempfindungen, bloßen Schmerzerwartungen und sozialen Schmerzen wie z. B. Liebeskummer unterscheiden kann, vielmehr vermag das Verfahren auch die Schmerzintensität sehr genau zu messen – z. T. sogar mit größerer Genauigkeit, als dies auf der Basis von subjektiven Aussagen möglich ist.[22]

Vergleiche zeigen außerdem, dass Messungen von subjektiven Empfindungen wie Schmerzen nicht weniger genau sind als Messungen anderer psychischer Phänomene, z. B. von psychiatrischen Erkrankungen wie Autismus, Posttraumatischen Belastungsstörungen oder von Psychosen.[23] Anders als es die Skeptiker von objektiven Messungen und Erklärungen geistiger Zustände behauptet hatten, scheint der entscheidende Punkt nicht der subjektive Charakter von Erfahrungen zu sein, sondern die Komplexität mentaler Zustände allgemein.[24]

3.3 Lösungsansätze

Im letzten Teil dieses Beitrags soll gezeigt werden, wie man Fortschritte mit dem in der Einleitung angesprochenen Problem machen kann: Die gerade vorgestellten Verfahren zur Messung von Schmerzen und anderen bewussten Zuständen sprechen dafür, dass wir auf die Dauer auch über bessere Methoden verfügen werden, die Leidensfähigkeit und die Schmerzempfindungen von Patienten festzustellen, die diese selbst nicht mehr artikulieren können.

Erste Ansätze hierzu hat bereits vor zwanzig Jahren eine Arbeitsgruppe um Adrian Owen vorgelegt.[25] Owen und seine Mitarbeiter konnten zeigen, dass die Hirnaktivitäten einer komatösen Patientin, die aufgefordert worden war, sich vorzustellen, Tennis zu spielen oder sich in ihrem Haus zu bewegen, im Prinzip den Aktivitäten gesunder Vergleichspersonen entsprach, die die gleiche Aufforderung erhalten hatten. Zweifellos stellt sich hier eine Reihe von wichtigen methodischen Fragen, doch prinzipiell spricht die Studie dafür, dass objektive Daten Auskünfte über bewusste Erfahrungen liefern können. In die gleiche Richtung weist eine Studie von van Hoorn et al., die zeigt, dass die Überwachung von neuronalen Aktivitäten wesentlich besser als reine Verhaltensmaße geeignet ist, eventuelle Schmerzempfindungen bei stark sedierten Patienten im Endstadium ihrer Krankheit festzustellen.[26] Genauere Daten wären zu erwarten, würde es gelingen, die Verfahren zur Messung von Schmerzen so weiterzuentwickeln, dass sie in der kli-

22 Vgl. Wager et al. 2013.
23 Vgl. Woo et al. 2017.
24 Vgl. Pauen/Haynes 2021, Pauen 2023.
25 Vgl. Owen et al. 2006, Naci et al. 2017.
26 Vgl. van Hoorn et al. 2025.

nischen Praxis verwendet werden können. Die bisherige Entwicklung lässt hoffen, dass dies in absehbarer Zeit möglich sein sollte.

Selbstverständlich wären hierbei auch ethische Fragen zu beantworten. Die Messung geistiger Prozesse stellt einen tiefen Eingriff in die persönlichste Sphäre dar. Auch wenn der in diesem Zusammenhang manchmal verwendete Ausdruck des »Gedankenlesens« die Reichweite der hier zur Diskussion stehenden Verfahren massiv überzeichnet: natürlich ist es unerlässlich, möglichen Missbrauch von vornherein auszuschließen. Immerhin dürfte auf absehbare Zeit der Aufwand für solche Messungen zu hoch und der Ertrag zu gering sein, als dass sich hieraus ernsthafte Einwände gegen diese Verfahren ergeben würden. Sollte sich dies ändern, müssen rechtzeitig Vorkehrungen getroffen werden, die einen Missbrauch ausschließen. In jedem Falle zeichnet sich hier eine Möglichkeit ab, schweres Leid bei Patienten und Patientinnen zu verhindern, die selbst keine Möglichkeit mehr haben, sich verständlich zu machen.

Fassen wir zusammen: Unser Ausgangspunkt war die Beobachtung, dass trotz sehr großer Anstrengungen in der Hirnforschung die Fortschritte im Verständnis von Bewusstsein unbefriedigend sind. In einem kurzen Rückblick zeigte sich, dass unser Verständnis und die Begriffe für geistige Zustände sich in der Geschichte nicht nur stark verändert haben, vielmehr üben sie auch großen Einfluss auf unsere Möglichkeiten aus, geistige Zustände mit wissenschaftlichen Methoden zu erklären. Dies spricht dafür, dass unsere heutigen Probleme bei der Erforschung von Bewusstsein nicht nur mit fehlendem naturwissenschaftlichem Wissen über das Gehirn zusammenhängen könnten, eine wichtige Rolle dürften hier auch Unklarheiten in unserem Verständnis von Bewusstsein spielen. Wir hatten dann gesehen, dass klarer definierte Phänomene wie z. B. Schmerzen oder konkrete Empfindungen sehr wohl mit objektiven Methoden gemessen werden können; bei Schmerzen sind diese Methoden sogar genauer als die subjektiven Berichte von Versuchspersonen. Dies öffnet Möglichkeiten für die Behandlung und Überwachung von Patienten, die selbst keine Auskunft mehr über ihre Schmerzen geben können.

Die Frage, ob wir wirklich einmal eine zufriedenstellende Theorie des Bewusstseins haben werden, ist damit natürlich nicht beantwortet. Aber es sieht so aus, als gäbe es bei dem Verständnis einzelner geistiger Phänomene keine prinzipiellen Hindernisse.

Literatur zu Kapitel 3

Broad, Charlie D. (1925): *The Mind and its Place in Nature*, New York/Harcourt: Brace & Company.

Chalmners, David J. (1996): *The Conscious Mind. In Search of a Fundamental Theory*, New York/Oxford: Oxford University Press.

Du Bois-Reymond, Emil (1974): *Über die Grenzen des Naturerkennens. Vorträge über Philosophie und Gesellschaft*, Hamburg: Meiner.

Fleming, Stephen M. et al. (2023): *The Integrated Information Theory of Consciousness as Pseudoscience*, https://osf.io/preprints/psyarxiv/zsr78_v1 (abgerufen am 15. Oktober 2025).
Haynes, John-Dylan (2009): Decoding visual consciousness from human brain signals, in: *Trends in Cognitive Sciences* 13 (5), 194–202.
Levine, Joseph (1983): Materialism and Qualia: The Explanatory Gap, in: *Pacific Philosophical Quarterly* 64 (4), 354-361.
Michel, Matthias (2017): Methodological Artefacts in Consciousness Science. The Case Against the Global Workspace Theory, in: *Journal of Consciousness Studies* 24 (11-12), 94-117.
Naci, Lorina et al. (2017): Detecting and interpreting conscious experiences in behaviorally non-responsive patients, in: *Neuroimage* 145 (Pt B), 304–313.
Nagel, Thomas (1974): What Is It Like to Be a Bat?, in: *Philosophical Review* 83 (4), 435–450.
Owen, Adrian M. et al. (2006): Detecting Awareness in the Vegetative State, in: *Science* 313 (5792), 1402.
Pauen, Michael (2016): *Die Natur des Geistes*, Frankfurt: Fischer.
Pauen, Michael (2023): Mental measurement and the introspective privilege, in: *Phenomenology and the Cognitive Sciences* 24, 319–343.
Pauen, Michael/Haynes, John D. (2021): Measuring the mental, in: *Consciousness and Cognition* 90, 103106.
Soon, Chun S. et al. (2008): Unconscious determinants of free decisions in the human brain. *Nature Neuroscience* 11 (5), 543–545.
Van Hoorn, Alex et al. (2025): Why neurophysiological monitoring should be included to assess patient comfort during continuous sedation until death, in: *Current Opinion in Behavioral Sciences* 62, 101485.
Wager, Tor D. et al. (2013): An fMRI-based neurologic signature of physical pain, in: *The New England Journal of Medicine* 368 (15), 1388–1397.
Woo, Choong-Wan et al. (2017): Building better biomarkers: brain models in translational neuroimaging, in: *Nature Neuroscience* 20 (3), 365–377.

4 »Seit den 1960er Jahren hat sich viel verändert.«

Interview mit dem Gesundheitswissenschaftler Stefaan Six[27]

Der Anthropologe und Gesundheitswissenschaftler Dr. Stefaan Six forscht und lehrt an der VIVES Hogeschool in West-Flandern. Von 2016 bis 2020 führte Six gemeinsam mit Prof. Reginald Deschepper und Prof. Steven Laureys eine Mixed-Methods-Studie an der Vrije Universiteit Brussel durch, in der das Erleben und das Wohlbefinden sedierter Patientinnen und Patienten in der Palliative Care unter Einsatz moderner medizinischer Überwachungsgeräte untersucht wurde. Die Ergebnisse der Studie, die in zahlreichen wirkungsvollen Papern veröffentlicht wurden, stellen die klinische Praxis in Frage, Schmerzfreiheit und Wohlbefinden von sedierten Patienten allein auf der Basis einer Beobachtung der Patienten einzuschätzen.

David Borgardts: *Herr Six, Sie haben zwischen 2016 und 2020 im Rahmen einer Mixed-Methods-Studie das Wohlbefinden sedierter Patienten in der Palliative Care erforscht. Mögen Sie uns erzählen, wie sie auf Ihr Thema aufmerksam geworden sind?*

Stefaan Six: Vor meinem PhD-Projekt habe ich zunächst nicht im akademischen Bereich gearbeitet. In dieser Zeit stand ich in Kontakt zu Reginald Deschepper, einem meiner ehemaligen Professoren, der damals an der Universität in Gent lehrte. Deschepper war wahrscheinlich einer der Ersten, die die potenziellen Probleme im Einsatz der auf Patientenbeobachtung basierenden Assessment-Instrumente identifizierte, die herkömmlicherweise während einer »palliativen Sedierung« verwendet werden. Deschepper suchte jemanden, der dieses Thema für ihn im Rahmen einer Studie untersuchen wollte und fragte mich, ob ich mir das vorstellen könnte.

Am Anfang hatte ich tatsächlich einige Zweifel, ob ich zusagen sollte oder nicht. Zum einen zögerte ich, weil es ein interdisziplinäres und darum sehr anspruchsvolles Vorhaben war: Von meiner Grundausbildung her bin ich Kulturwissenschaftler, Anthropologe. Ich bin kein Arzt, ich bin kein Krankenpfleger. Außerdem wusste ich, ich würde mit technischen Überwachungsgeräten arbeiten müssen, die selbst für einen Arzt nicht leicht zu bedienen und zu interpretieren sind. Die Studie würde eine Kombination aus psychologischen und anthropologischen, medizinischen, neurologischen und anästhesiologischen Aspekten berühren.

Außerdem war mir klar: Ich würde mit sterbenden Patienten und ihren Angehörigen umgehen müssen, was ich mir als emotional sehr fordernd vorgestellt habe. Über diesen Aspekt habe ich dann später, als ich die Studie schließlich doch

27 Das Interview wurde auf Englisch geführt und ins Deutsche übertragen von David Borgardts.

durchgeführt hatte, ein Paper geschrieben, eine Autoethnografie meiner Forschung. Denn ich habe gedacht: Vielleicht ist es gut, anderen Forschern meine Erfahrungen zur Verfügung zu stellen. Tatsächlich ist das ein bisschen ein Tabuthema, also die Frage, wie Sie als Forscher von Ihrer eigenen Forschung beeinflusst werden und wie Sie sich darauf vorbereiten können.

David Borgardts: *In der wissenschaftlichen Literatur zur Sedierung in der Palliative Care nimmt die Frage nach der Terminologie einen großen Raum ein. Mögen Sie etwas dazu sagen, mit welcher Definition sie gearbeitet haben und wie sie den Gegenstandsbereich ihrer Studie eingegrenzt haben.*

Stefaan Six: Wir haben uns in unserer Studie auf die Behandlungsoption konzentriert, die man »kontinuierliche Sedierung bis zum Tod« (»continuous sedation until death«, CSD) nennt. Das ist eine gezielte Verminderung des Bewusstseins eines unheilbar kranken Patienten durch die Gabe sedierender Medikamente, die bis zum Versterben des Patienten fortgesetzt wird. Von dem Moment an, in dem Sie mit der Sedierung beginnen, bleibt der Patient also in der Regel sediert, bis er oder sie stirbt. In der Praxis heißt das, dass wir meist Patienten in den letzten zwei Wochen ihres Lebens begleitet haben. Das ist, was man in der Palliativmedizin die »terminale Phase« nennt.

Unser Begriff ist nicht zu verwechseln mit dem etwas offeneren Begriff der »palliativen Sedierung«. Darunter kann dann auch eine sogenannte »intermittierende Sedierung« gefasst werden. Hier lässt man Patienten nach einer Zeit wieder aufwachen und entscheidet dann, ob eine weitere, wieder vorübergehende Sedierung oder auch eine kontinuierliche Sedierung folgen soll.

Ein sehr wichtiger Aspekt ist, dass vor der Entscheidung zu einer kontinuierlichen Sedierung bis zum Tod therapierefraktäre Symptome vorliegen müssen. »Therapierefraktär« bedeutet, dass alle Behandlungsmöglichkeiten ausgeschöpft sind. Im Grunde genommen wäre es also auch falsch zu sagen, dass es in so einer Situation noch eine Wahl gibt: Es gibt keine Wahl. Es hat dann schon alle Arten von Therapien gegeben, sie wurden ausprobiert und hatten nicht den gewünschten Erfolg. Und genau in dieser Situation wird als allerletztes Mittel die Entscheidung getroffen, eine kontinuierliche Sedierung bis zum Tod durchzuführen. Darum wird es in diesen Fällen auch als schlechte Qualität der Versorgung angesehen, wenn ein Patient nach dem Beginn der Sedierung noch einmal aufwacht.

David Borgardts: *Verstehe ich richtig, dass Sie sich auf tiefe Sedierungen konzentriert haben?*

Stefaan Six: Ja genau, das ist ein wichtiger Punkt. Die Menschen, die an meiner Studie teilgenommen haben, haben sich, mit einer Ausnahme, bewusst dafür entschieden, sediert zu werden. Sie wurden umfassend aufgeklärt und haben die Entscheidung für eine tiefe und kontinuierliche Sedierung getroffen. Sie wollten schlafen, sie wollten, dass ihr Leiden ein Ende hat.

David Borgardts: *Ich denke, ich habe ein Bild davon, auf welche Fallgruppe Sie sich in Ihrer Studie konzentriert haben. Mögen Sie jetzt einmal erzählen, wie Sie ganz konkret vorgegangen sind?*

Stefaan Six: Sicher. Die Studie selbst bestand aus zwei Teilen. Der erste Teil war eine Beobachtungsstudie, die sich auf die Patienten konzentrierte. Der zweite Teil umfasste qualitative Interviews mit Familienmitgliedern und professionellen Care-Takers.

Zuerst mussten wir Patienten, die kurz vor dem Sterben standen, für eine Teilnahme an unserer Studie gewinnen. Hatten wir einen Patienten gefunden, der teilnehmen wollte, haben wir ihn mit zwei Überwachungsgeräten oder »Monitoren«, wie wir sagen, verbunden. Der erste Monitor war ein NeuroSense, was wir einen »Processed EEG-Monitor« nennen. Der NeuroSense zeigt unter anderem den WAVcns-Index an. WAVcns steht für *Wavelet Anesthetic Value for the Central Nervous System*. Der WAVcns-Index ist ein Wert, der etwas darüber aussagt, wie bewusst ein Patient ist. Die Skala reicht von 0 bis 100, ein wacher Mensch wird einen Wert von 100 haben, vielleicht 99 oder 98, aber nicht weniger. Wenn Sie einen Wert von unter 80 sehen, weist das darauf hin, dass ein Patient bereits schläft. Und wenn der Wert unter 60 fällt, dann bedeutet das, dass er sich in einem tiefen Schlaf befindet.

Während einer kontinuierlichen Sedierung bis zum Tod würden wir also einen Wert von maximal 60 erwarten. Ist der Wert höher als 60, dann besteht immer noch die Möglichkeit, dass der Patient etwas erlebt. Das ist übrigens auch der Schwellenwert, wenn dieses Überwachungsgerät im Operationssaal bei einer Narkose eingesetzt wird: Der WAVcns-Wert muss während der gesamten Operation unter 60 bleiben.

Der zweite Monitor, den wir verwendet haben, war ein ANI-Monitor. Er berechnet auf der Grundlage von kardiologischen Daten den *Analgesia Nociception Index*, kurz: ANI. Dieser Wert wird auf der Grundlage der Herzfrequenzvariabilität berechnet und sagt etwas aus über die Empfindungen von Schmerz oder Unbehagen, die ein Patient hat. Umso niedriger der ANI-Wert ist, desto wahrscheinlicher ist es, dass der Patient noch Schmerz empfindet und die Dosis der Schmerzmittel erhöht werden sollte. Umgekehrt kann ein zu hoher ANI-Wert auf eine Überdosierung hinweisen. Letzteres ist ebenso wichtig, denn natürlich sollte die Medikation in einem angemessenen Verhältnis zum Ausmaß des Leidens stehen.

Die Daten, die wir mithilfe der beiden Monitore erheben konnten, wurden dann verglichen mit der Einschätzung, die von versorgenden Personen – in den meisten Fällen waren das Krankenpflegerinnen und Krankenpfleger – im klinischen Setting vorgenommen wurde. Für ihre Einschätzung verwendeten die versorgenden Personen numerische Skalen, die jeweils auf einer Beobachtung der Patienten beruhen. Mit den Skalen wurden das Schmerzniveau der Patienten, ihr Bewusstseinsniveau sowie ihre Fähigkeit, zu kommunizieren, eingeschätzt. Dabei konnten jeweils Werte von 0 bis 10 vergeben werden. Diese Werte haben wir anschließend mit den Daten aus den Überwachungsgeräten verglichen.

Im zweiten Teil der Studie haben wir qualitative Interviews durchgeführt, und zwar mit den Familienmitgliedern wie auch mit den beruflich Versorgenden, also mit Ärzten und Krankenpflegern. Die Interviews fanden in der Regel etwa zwei oder drei Monate nach dem Tod des Patienten statt. Der Grund dafür war, dass wir den Familienmitgliedern ein wenig Zeit geben wollten, um sich an den Gedanken zu gewöhnen, dass der Angehörige gestorben ist. Auf der anderen Seite wollten wir aber auch nicht zu lange warten, denn wenn man ein oder zwei Jahre später mit ihnen gesprochen hätte, hätten sie viel von dem vergessen, was passiert ist.

Am Ende stand schließlich die Auswertung der Daten, die wir durch die Kombination der verschiedenen Methoden erhoben haben. Die wichtigste Erkenntnis war sicher die, dass eine Einschätzung, ein »Assessment«, das ausschließlich auf der Grundlage von Beobachtungsskalen vorgenommen wurde, in einem von zwei Fällen nicht von den Überwachungsgeräten bestätigt wurde. Das heißt, im Grunde war es also ein Münzwurf mit einer Chance von 50 %, dass die Einschätzung richtig war.

David Borgardts: *Mit Ihrer letzten Antwort haben Sie schon auf die Frage nach den Ergebnissen Ihrer Studie übergeleitet. Beim Lesen Ihrer Texte hatte ich das Gefühl, wenn man es etwas zuspitzen wollte, könnte man Ihre Ergebnisse so zusammenfassen: Die Überwachungsgeräte schlagen die Patientenbeobachtung. Könnte man das so sagen, oder würde das zu weit gehen?*

Stefaan Six: Ja, ich denke, das würde ein bisschen zu weit gehen. Es gab einen Leserbrief zu unserer Studie, der das genau so verstanden hat, und der sich dann sehr kritisch geäußert hat (Prod'homme et al. 2021, *Anmerkung David Borgardts)*. Aber ich denke, die Kritik beruht eigentlich auf einem Missverständnis. Die Autorinnen und Autoren der Rezension haben darauf hingewiesen, dass die Beobachtungen der Versorgenden und die Daten der Überwachungsgeräte kombiniert werden müssen. Und das ist eigentlich nichts anderes als das, was auch unsere Schlussfolgerung war. Denn natürlich müssen die Daten der Überwachungsgeräte interpretiert werden. Es gibt eine Reihe von Faktoren die einen Einfluss auf die Werte haben, z. B. führt es zu unverlässlichen Messwerten, wenn Patienten überwacht werden, die eine fortgeschrittene Demenz haben. Auch bestimmte Arten von Medikamenten haben einen Einfluss auf die Werte. Darum werden Sie immer einen spezialisierten Krankenpfleger oder Anästhesisten brauchen, um eine Einschätzung vorzunehmen.

David Borgardts: *Dann möchte ich noch einmal anders fragen: Denken wir uns eine perfekte Welt, in der auf jeder Palliativstation die von ihnen verwendeten Überwachungsgeräte zu Verfügung stehen. Was wäre in dieser Welt anders?*

Stefaan Six: Tatsächlich gab es eine Folgestudie in Frankreich, die genau das untersucht hat (Bauschert et al. 2023, *Anmerkung David Borgardts)*. Meine eigene Studie war ja rein explorativ, ich habe nicht in die Versorgung eingegriffen. Aber die Kolleginnen und Kollegen in Frankreich haben die Medikation auf der Grundlage der Überwachungsdaten angepasst. Und sie geben in ihrer Studie an, dass sie in der Lage waren, die Anzahl der »Vorfälle« während einer palliativen Sedierung um 22 % zu reduzieren. Ein »Vorfall« war nach ihrer Definition das ungeplante Erwachen eines Patienten. Und das ist meines Erachtens ein klarer Indikator für die Qualität der Versorgung.

Ich kann das auch illustrieren mit einem Fall, den ich im Rahmen meiner Studie selbst erlebt habe: An einem Sonntagmorgen kam ich auf die Station und fragte die Krankenpfleger auf dem Pflegeposten: »Wie geht es dem Patienten?« – »Oh, sehr gut. Wir haben erst vor 15 Minuten nach ihm gesehen.« Ich schaute mir also den

Patienten an, ich schaute mir die Überwachungsgeräte an und sah etwas anderes: Der eine Wert zeigt mir, dass der Patient praktisch wach ist. Und der andere Wert zeigt, dass er Schmerzen hat. Zwei Minuten später wachte er tatsächlich auf und stöhnte vor Schmerzen. Ich kann das Geräusch nicht beschreiben, aber wenn ich daran denke, bekomme ich immer noch eine Gänsehaut. In diesem Moment hat dieser Mensch wirklich gelitten.

Während der Studie durfte ich, wie gesagt, eigentlich nicht eingreifen. Aber als ich zurück zum Pflegeposten ging, fragte mich eine Pflegerin: »Was denken Sie?« Und ich sagte: »Sie wissen, dass ich nicht eingreifen darf, aber wenn ich an Ihrer Stelle wäre, würde ich jetzt zurückgehen und mir den Patienten nochmal ansehen.« Also gingen sie noch einmal hin, und dann riefen sie den behandelnden Arzt an.

David Borgardts: *Sie haben deutlich gemacht, worin die Vorteile einer verbesserten Überwachung bestehen könnten. Gerne würde ich aber auch noch einmal auf mögliche Einwände eingehen. Im Rahmen unserer Tagung in Mainz hatten wir eine kleine Diskussion darüber, wie der Einsatz von Überwachungsgeräten die Begegnung mit sedierten Patienten beeinflussen könnte. Gibt es nicht eine Gefahr, dass solche Geräte einen unmittelbaren, intuitiven, vielleicht auch »natürlichen« Zugang zu den Patienten stören könnten? Vielleicht gerade, wenn wir an begleitende Angehörige denken?*

Stefaan Six: Das ist meiner Meinung nach ein wichtiger Punkt. Sterben ist nicht nur ein medizinischer, sondern auch ein sozialer Prozess. Und natürlich muss es unser Ziel sein, dass die Technik diesen Prozess nicht stört. Darum haben wir bei unserer Studie die Monitore in einem Schrank neben dem Patientenbett verborgen, weder die Patienten noch die Mitarbeiter oder besuchende Angehörige konnten sie sehen. Das Einzige, was sichtbar war, waren vier kleine Pflaster auf der Stirn, jedes kaum größer als eine Münze.

Die Interviews, die ich im Rahmen der Studie mit den Familienmitgliedern geführt habe, haben ergeben, dass die Technik sie nicht abgelenkt oder in ihrem Abschiedsprozess gestört hat. Natürlich kann es hier einen »Bias« geben, wie wir sagen, weil sie ja nicht an der Studie teilgenommen hätten, wenn sie moderner medizinischer Technik sehr skeptisch gegenüberstehen würden. Ein wirklich starkes Argument ist das also nicht. Aber ich denke, dass es viele Möglichkeiten gibt, die Überwachungstechnik so unaufdringlich wie möglich einzusetzen.

Grundsätzlich könnte man sogar in einer häuslichen Behandlungssituation Monitore verwenden. Es könnte ein Farbcode entwickelt werden, und das wäre dann auch alles, was die Angehörigen sehen: z. B. »Grün« heißt alles ist in Ordnung. »Orange« heißt, etwas ist nicht in Ordnung, vielleicht sollte ein Arzt gerufen werden. »Rot« heißt: etwas stimmt wirklich nicht, wir müssen etwas tun.

David Borgardts: *Danke, ich kann mir vorstellen, in welche Richtung die Entwicklung gehen könnte. Jetzt würde ich gerne noch einmal auf einen Aspekt zurückkommen, den Sie vorhin zweimal angesprochen haben: Mir ist deutlich geworden, dass Sie die tiefe Sedierung als Ideal ansehen. Das hat mich ehrlicherweise überrascht, da ich schon oft gelesen habe, dass eine leichte Sedierung vorgezogen werden sollte, wenn sie ausreicht. Ich verstehe das Argument, dass während einer leichten Sedierung auch unangenehme Empfindungen noch möglich sein können. Aber kann das Ziel denn wirklich sein, jedes kleine Unbehagen,* *jede Unruhe, jeden beschwerlichen Traum, der in den letzten Lebensstunden vielleicht kommt, auszuschalten?*

Stefaan Six: Das ist eine gute Frage. Um eine Antwort zu geben, möchte ich auf Überlegungen verweisen, die Vincent Bonhomme über das Bewusstsein während einer Sedierung angestellt hat. Bonhomme sagt, dass man drei verschiedene Bewusstseinszustände unterscheiden kann. Der erste Zustand ist die völlige Abwesenheit von subjektivem Erleben. Das ist der Zustand der »Bewusstlosigkeit« (»unconsciousness«). Ein zweiter Zustand ist ein Erleben von Bewusstseinsgehalten, aber ohne eine Wahrnehmung der Umwelt. Diesen Zustand nennt Bonhomme »nicht-verbundenes Bewusstsein« (»disconnected consciousness«). Ein Beispiel für diese Art von nicht-verbundenem Bewusstsein wäre das Träumen. Und dann gibt es noch eine dritte Art von Bewusstsein, in denen eine Wahrnehmung der Umwelt hinzukommt. Diesen Zustand nennt Bonhomme »verbundenes Bewusstsein« (»connected consciousness«).

Also zu Ihrer Frage: Unbehagen, Unruhe, beschwerliche Träume. Müssen wir sie vermeiden? Ich denke, es gibt nur einen Weg, das zu wissen, und zwar indem wir diese Frage vorher mit dem Patienten besprechen. Meiner Erfahrung nach wird der Patient aber in vielen Fällen sagen, dass er nichts mehr mitbekommen möchte.

Aber ja, es wird auch andere Fälle geben. In einem meiner Paper habe ich mich mit kultureller Vielfalt in der Palliative Care beschäftigt. Ich verweise darin auf das Beispiel von Menschen, die glauben, dass sie vor Gott in einem Zustand erscheinen sollten, der nicht von Alkohol oder irgendeiner Art von Droge beeinflusst ist. Und Medikamente könnten in diesem Zusammenhang als Droge betrachtet werden. Diese Menschen ziehen es wegen ihres Glaubens vor, Schmerzen zu haben. Das zeigt, wie wichtig es ist, die individuellen Wünsche des Patienten im Rahmen einer Behandlungsplanung vorher zu besprechen, wenn das möglich ist.

David Borgardts: *Aber ist nicht eine moderate Sedierung auch für den Abschiedsprozess die bessere Wahl? Ich denke an einen Fall, in dem sehr bewusst die Sedierung so leicht wie möglich dosiert wurde. Von den Angehörigen wurde es als wertvoll erlebt, dass die Sterbende auch während der Sedierung noch etwas spüren konnte, teilhaben konnte an dem, was um sie herum geschah.*

Stefaan Six: Wenn es darum geht, muss ich ehrlich sagen: Ich bin nicht so sehr dafür, einen Patienten wach zu halten, um der Familie einen Gefallen zu tun. Man sollte sich daran erinnern, dass die kontinuierliche Sedierung aufgrund von refraktären Symptomen begonnen wurde. Es wurde schon alles Mögliche versucht, um das Leiden zu lindern, und das Einzige, was man tun kann, ist, den Patienten in eine Sedierung zu legen. Darum würde ich im Regelfall dafür plädieren, nicht erst mit einer leichten Sedierung zu beginnen, denn wenn Sie das tun, erhöhen Sie dadurch die Wahrscheinlichkeit, dass der Patient immer noch Beschwerden haben wird.

Aber auch für die Familie ist die tiefe Sedierung häufig der bessere Weg. Sehen Sie: Mit einer Ausnahme wurde in allen Fällen, die wir begleitet haben, vor dem Beginn der Sedierung ein Moment des Abschiednehmens organisiert. Das ist in Belgien die Standardpraxis und ich denke, in Deutschland ist es auch so. Nach diesem Abschiednehmen wird die terminale Sedierung eingeleitet und danach wacht der Sterbende normalerweise nicht mehr auf. Die Familienmitglieder können bis zum Moment des Todes an der Seite des Patienten bleiben.

Wenn der Patient aber doch noch einmal aufwacht, was geht dann in den Familienmitgliedern vor? Sie machen sich Sorgen und fragen, ob ihr Angehöriger noch Schmerzen hat. Und nicht nur das. Auch haben sie sich bereits verabschiedet, jetzt aber müssen sie sich noch ein weiteres Mal verabschieden. Und vielleicht noch ein drittes oder viertes Mal. Das kann sehr anstrengend für Familienmitglieder sein.

David Borgardts: *Bleiben wir noch einmal bei den Familienmitgliedern. Vor dem Hintergrund Ihrer Forschung, was würden Sie begleitenden Familienmitgliedern für den Umgang mit ihren sedierten Angehörigen raten.*

Stefaan Six: Wenn die Sedierung begonnen wurde, in den ersten Stunden, waren oft Menschen im Raum anwesend, die miteinander gesprochen haben. Häufig wurde auch telefoniert, denn oft werden abwesende Familienmitglieder angerufen und über den Beginn der Sedierung informiert. Und ich kann sagen: Wenn Angehörige das im Zimmer des Patienten tun, kann man das tatsächlich auf dem Bewusstseinsmonitor sehen. Der Wert, der das Bewusstsein repräsentiert, geht nach oben. Das Hören ist eines der Dinge, die bis zum letzten Moment bleiben.

Wie sollte man damit umgehen? Das hängt von persönlichen Vorlieben ab, aber vom technischen Standpunkt aus kann ich sagen, dass die Person, die sediert wird, schneller in einem angenehmen Zustand sein wird, wenn keine lauten Geräusche zu hören sind.

Auf der anderen Seite, wenn die Familie egoistisch ist und denkt: Die Person, die im Sterben liegt, sollte immer noch wissen, dass ich hier bin, ja, dann sollten sie viel reden und eine Party im Raum veranstalten. Ich übertreibe natürlich, aber ich möchte sagen, dass es für den Übergang in einen angenehmen Zustand wahrscheinlich besser ist, mit leiser Stimme zu sprechen. Was sie tun können und was meiner Meinung nach praktisch überall gängige Praxis ist, ist, dass sie die Hand der Person halten können. Das ist etwas, das meiner Erfahrung nach für das Familienmitglied sehr bedeutsam ist, aber das Bewusstseinsniveau nicht wesentlich erhöht.

David Borgardts: *Viele Leserinnen und Leser unseres Bandes sind wahrscheinlich Mitarbeitende in der Palliative Care. Was würden Sie ihnen mit auf den Weg geben? Wenn ich richtig rausgehört habe, wäre Ihre Botschaft vielleicht: Man sollte auch in der Palliative Care keine Angst vor dem Einsatz neuer Technologien haben.*

Stefaan Six: Überwachungsgeräte sind ein Instrument, das in allen Bereichen der medizinischen Versorgung eingesetzt wird. Denken Sie nur an die Diabetes-Patienten, die tragen Sensoren für die Erfassung ihres Blutzuckerwertes am Körper, und alle haben sich daran gewöhnt.

Die Palliativbewegung ist in den 1960er Jahren in Großbritannien entstanden. Wenn wir unsere Gegenwart, das Jahr 2025, mit den 1960er Jahren vergleichen, hat sich viel verändert. Damals war es gut, die sterbenden Menschen aus der Intensivstation zu holen, aber jetzt haben wir andere Probleme. Manche Ärzte in der Palliative Care kontrollieren ihre Patienten nicht oft genug. Ich glaube nicht, dass jeder Patient eine so intensive Überwachung braucht, aber manche Patienten eben schon.

Ich denke, die wichtigste Erkenntnis ist, dass sich im Vergleich zu den 1960er Jahren viel verändert hat. Unsere Gesellschaft, unser Alltag, alles ist viel technologisierter geworden. Warum sollten wir in der Palliativ Care immer noch die Werkzeuge aus den 1960er Jahren verwenden? Damit Sie mich nicht falsch verstehen: Ich habe großen Respekt vor den Menschen, die in den 1960er Jahren gute und wichtige Arbeit geleistet haben. Aber wenn wir heute so viel bessere Werkzeuge haben, sollten wir sie nutzen. Ich denke, die Leute sind bereit dafür.

Literatur zu Kapitel 4

Bauschert, Loïc et al. (2024): End-of-life Comfort Evaluation, is Clinic Enough? A Retrospective Cohort Study of Combined Comfort Evaluation with Analgesia/Nociception Index and Clinic in non-Communicative Patients, in: *Journal of Palliative Care* 39 (2), 122–128.

Bonhomme, Vincent et al. (2019): General Anesthesia: A Probe to Explore Consciousness, in: *Frontiers in Systems Neuroscience* 13, 36.

Prod'homme, Chloé et al. (2022): Letter to the Editor Regarding: »Neurophysiological Assessments During Continuous Sedation Until Death Put Validity of Observational Assessments Into Question: A Prospective Observational Study«, in: *Pain and Therapy* 11, 739–742.

Six, Stefaan (2020): Anticipating Doing a Study With Dying Patients: An Autoethnography on Researcher Well-Being, in: *International Journal of Qualitative Methods*, 19 (4), 1–14.

Six, Stefaan (2020): *Towards a better understanding of what palliative sedated patients experience. Linking numbers to experiences*, Brüssel: VUB Press.

Six, Stefaan et al. (2020): Attitudes of Professional Caregivers and Family Members Regarding the Use of Monitoring Devices to Improve Assessments of Pain and Discomfort During Continuous Sedation Until Death, in: *Journal of Pain and Symptom Management* 60 (2), 390–399.

Six, Stefaan et al. (2021): Neurophysiological Assessments During Continuous Sedation Until Death Put Validity of Observational Assessments Into Question: A Prospective Observational Study, in: *Pain and Therapy* 10, 377–390.

Six, Stefaan et al. (2022): A Response to: Letter to the Editor Regarding »Neurophysiological Assessments During Continuous Sedation Until Death Put Validity of Observational Assessments Into Question: A Prospective Observational Study›‹, in: *Pain and Therapy* 11, 743–746.

Six, Stefaan et al. (2023): Dealing with cultural diversity in palliative care, in: *BMJ Supportive & Palliative Care* 13 (1), 65–69.

Teil III Aspekte der spirituellen Begleitung

5 Kommunikation jenseits der Sprache wagen: Menschen im Koma begegnen

Anton Baier

5.1 Anfang

Als Seelsorger in einer internistischen Intensivstation besuche ich auch Menschen im Koma. Die Begegnung mit ihnen ist vergleichbar mit der Begegnung sedierter Menschen in der Palliative Care. Für mich besteht zu dieser Patientengruppe aber ein Unterschied in der Perspektive. Menschen werden auf eine Intensivstation meistens mit einer großen Hoffnung auf Überleben eingeliefert. Wer hingegen auf eine Palliativstation geht oder sich auf einer Normalstation auf einen palliativen Pfad begibt, hat eine Hoffnung, die sich auf ein »gutes Sterben« richtet – was immer man auch darunter versteht.

Trotzdem kann ich aus meiner Erfahrung mit Komapatienten beitragen, von welcher Bedeutung eine kommunikationsoffene Haltung gegenüber Menschen ist, die sich nicht im Wachbewusstsein befinden. Ausgangspunkt ist für mich die grundsätzliche Möglichkeit eines inneren Berührtseins durch einen Menschen, der anwesend ist, aber nicht in vertrauter Weise am Geschehen Anteil nehmen kann, weil er im Koma liegt.

Bevor ich darauf näher eingehe, erzähle ich von einer Erfahrung, aus der heraus ich meine Haltung zur Begegnung mit Komapatienten entwickelt habe. Neben der Theologie haben mich praktische Erfahrungen mit der Fragestellung nach der Leib-Seele-Einheit des Menschen über viele Jahre beschäftigt und letztlich in die Intensivstation geführt. Dazu gehören die Ausbildungen als Biblio- und Psychodramatiker. Während Bibliodrama eine spezifisch spirituelle Methode ist, um Eindrücke aus der Lektüre geistlicher Texte in körperlichen Ausdruck zu bringen, ist Psychodrama eine therapeutische Arbeitsweise, um seelische Erfahrungen in Interaktionen mit anderen Menschen auf einer Art Bühne auszudrücken. Beiden Formen ist zu eigen, dass sich ein Mensch oder eine Gruppe durch Erzählen, Fragen, Zuhören, Wahrnehmen und Intuition einem Thema öffnet und mit der daraus entstehenden Resonanz auf körperlicher und seelisch-intuitiver Ebene umgeht.

Um in eine angemessene Haltung zu kommen, in der es mindestens eine Aufmerksamkeit für eigene Befindlichkeiten und mögliche Projektionen gibt, hat unser Ausbilder im Meister-Eckehart-Haus[28] in Köln beide Arbeitsweisen in einen

28 Das Meister-Eckhart-Haus war von 1989 bis 2014 ein Ausbildungsort für Bibliodrama, Rollenspiel, Psychodrama und Ritual in Auseinandersetzung mit der Lehre des deutschen

größeren Zusammenhang gestellt und uns Grundzüge von Theatersport und Playbacktheater vermittelt.

Egal, in welche Spielform wir gegangen sind, gab es einen Moment von besonderer Bedeutung, der als *»in between«* bezeichnet wurde: der Augenblick, bevor etwas beginnt. Die Geschichte war erzählt, die Reaktion der Spielenden hat noch nicht begonnen. Stille wurde gehalten, bis sich etwas aus einer Wahrnehmung oder Empfindung heraus in eine Form gedrängt hat. *»In between«* ist ein Moment innerer Klärung, was das Erzählte in der zuhörenden Person an Assoziationen und anderen Resonanzen auslöst; in Unterscheidung zu dem, was es an eigenen Themen in mir auslöst.

5.2 Begegnung mit Komapatienten: *»In between«*

Zurück auf die Intensivstation. Die Begegnung mit Menschen im Koma bringt eine Verunsicherung mit sich. Man weiß, dass das Bewusstsein dieser Menschen nicht in einem Wachzustand ist. Das kann mit medizinischer Diagnostik nachgewiesen werden. Abseits physiologischer und medizinisch-bildgebender Methoden ist auf der zwischenmenschlichen Ebene erkennbar, dass die Präsenz eines Menschen in einem anderen Bewusstseinszustand von dem eines Menschen im Wachbewusstsein abweicht: man wird, spricht man ihn an, keine reflektierte Reaktion erhalten. Damit lässt sich aber nicht ausschließen, dass der sedierte oder komatöse Mensch in Beziehung tritt oder kommunikationsfähig ist. (Menschliches) Leben ist, wie Hartmut Rosa[29] umfangreich beschrieben hat, auf Resonanz ausgerichtet; unabhängig von der Ebene, auf der sich das Bewusstsein befindet. Zudem ist Kommunikation mehrdimensional. Nicht nur der wache und reflektierte Austausch von Informationen, sondern auch Übertragung und Empfangen auf der Ebene von gemeinsamer Erfahrung oder Empathie, durch Körpersprache oder Intuition – verbal, nonverbal oder paraverbal – bedeuten Kommunikation. Mindestens kann es um Anteilnahme am Geschehen eines Menschen und um die Offenheit gehen, dass dieser Mensch auf der anderen Seite des Wachbewusstseins am Geschehen auch teilnimmt. Die Offenheit dafür ermöglicht ein entsprechender Begegnungspunkt, oder, mit Hartmut Rosa gesprochen, die passende Resonanzachse. Wenn man sagt, dass ein Patient nichts mitbekommt oder nicht ansprechbar ist, dann ist das eine Feststellung, die auf der Resonanzachse des Wachbewusstseins getroffen wurde. An diese Resonanzachse kann der Komapatient nicht anknüpfen. Erst mit einem komatösen Menschen zu schweigen, schafft eine gemeinsame Resonanzachse. Auf ihn einzureden oder über ihn zu reden und ihm zuzuschreiben, dass er nichts mitbekommt, verbiegt hingegen die Resonanzachse.

Mystikers Meister Eckhart. Es wurde geleitet von Cornelia Klein-Stangier und Klaus-Werner Stangier.

29 Vgl. Rosa 2024.

Der Aufenthalt auf einer Intensivstation ist zum einen ein plötzlich hereinbrechendes Ereignis im Leben eines Menschen und zum anderen ein Teil im kontinuierlichen Lauf einer Lebensgeschichte. Geändert haben sich das Bühnenbild, die Masken und die mitwirkenden Akteure. Das vertraute Umfeld ist zerbrochen. Es bedarf einer Rekonstruktionsarbeit.

Das leibliche Überleben betreffend, wird diese von Medizinern und Pflegenden geleistet. Was die Integrität der Persönlichkeit betrifft, braucht es Beziehungsarbeit. Diese wird im besten Fall auch von den Behandelnden geleistet, in dem sie den Patienten beispielsweise bei Interventionen ansprechen, als wäre er bewusst anwesend. Doch es bedarf einer weitergehenden Rekonstruktion, die der Resonanzbedürftigkeit der menschlichen Existenz gerecht wird. Diese beginnt mit dem, was mich am komatösen Menschen berührt; was zwar mit der Diagnose, der Behandlung und der Pflege zu tun hat, aber darüber hinaus geht.

Diese *Berührung* führt mich zur Aufmerksamkeit dafür, inwieweit der Komapatient Anteil an seinem Ergehen gibt und etwas von sich zeigt. Im Verständnis von Psychodrama oder Improvisationstheater wird das Zimmer des Patienten als seine Lebensbühne verstanden. Der Patient ist der Erzähler seiner Geschichte. Die Besuchenden sind Auf- und Wahrnehmende. Sie achten auf ihre eigene innere Klarheit, um gut unterscheiden zu können zwischen dem, was sie wollen, und dem, was sich zeigen will. Ich halte mich so lange *»in between«* auf, bis ich einen Impuls verspüre, der vom Komapatient kommt. Darauf reagiere ich. Durch den körperlichen Ausdruck des Patienten, der Intensität und der Expressivität seiner körperlichen Funktionen, der Gesamtheit der Skulptur[30], die er zeigt; und in dem Eindruck, den er bei mir hinterlässt, liegen Angebote zum Reagieren und Gestalten.

Dafür kann ich seinem Atemrhythmus folgen, eine Skizze von seiner Position im Zimmer und der expressiven Lage seines Körpers in seinem Bett anfertigen, ihn vorsichtig berühren oder vielleicht über die Hand Kontakt mit ihm halten. Dazu kann ich aussprechen, was sich in mir abbildet und darauf achten, was es in der Beziehung verändert bzw. welche Erfahrungen den weiteren Kontakt beeinflussen oder beenden können.

Die Problematik, das Einverständnis zum Kontakt mit einem Komapatienten einzuholen bzw. nicht direkt zu erhalten, ist ein sensibler Moment. Es ist zu beachten, dass der Mensch grundsätzlich auf Beziehung und Wahrgenommen-werden ausgerichtet ist. Bevor man aus dem Grund nicht zu ihm geht, um möglicherweise einen Kontakt zu vermeiden, den er *vielleicht* nicht will, gilt es vielmehr, einem Menschen die im Alltag vertraute und bedeutende Beziehungsfähigkeit nicht auf Grund seiner besonderen medizinischen Lage abzusprechen. Die Behandlung von Komapatienten trägt in sich die Gefahr, den Menschen schnell depersonalisiert zu sehen und objekthaft mit ihm umzugehen. Demgegenüber steht die Offenheit, seine Persönlichkeit und Subjekthaftigkeit durch das Angebot einer Kontaktaufnahme zu wahren. Nicht nur dafür, sondern auch um dem Anliegen der Kommunikationsgestaltung mit einem Komapatienten einen Platz im interdisziplinären Geschehen zu geben, wurde auf der internistischen Intensivstation 10.02

30 Eine solche Skizze ist ein Somagramm. Der Ausdruck des Körpers wird als Skulptur gewachsener und angeeigneter Haltungen wahrgenommen. Vgl. dazu Keleman 1994.

im Klinikum Nürnberg Nord von 2017 bis 2022[31] ein Leitfaden zur Tiefenwahrnehmung[32] entwickelt. Damit wird die Kommunikationsmöglichkeit mit Komapatienten auf verschiedenen Ebenen und in unterschiedlichen Anteilen strukturiert. Es wird eine Hilfestellung für Offenheit und Pioniergeist in der Begegnung mit Komapatienten angeboten. Wie im Improvisationstheater oder beim Psychodrama kann ich mich als Kontaktierender vorbereiten, im *»in between«* auszuharren und aus der Stille und dem Schweigen heraus mit dem umzugehen, was der Komapatient anbietet.

5.3 Vertraute (medizinische) Begriffe weitergedacht

In den Gesprächen mit ärztlichen Kolleginnen und Kollegen während der Projektzeit fiel mir auf, dass die Überlegung, den Patienten wie auf einer Bühne zu sehen, eigentlich nichts Neues ist. In Übergaben fallen Worte wie *darbieten* und *bildgebendes Verfahren:* der Patient hat eine Synkope, eine Hypokaliämie oder eine Tara *dargeboten.* Um diesen oder anderen medizinischen Ereignissen auf die Spur zu kommen, wird ein *bildgebendes Verfahren* angewandt. Letzteres löst bei Angehörigen (und wachen Patienten) große Erwartungen aus, weil *man dann endlich weiß, was hinter der Sache steckt.* Ernüchternd ist hingegen die Erfahrung, dass die im CT, MRT oder Röntgen gewonnenen Bilder einer Interpretation bedürfen und nicht sofort für tiefergreifende Antworten taugen.

In diesem Zusammenhang will der Leitfaden zu einer Tiefenwahrnehmung befähigen, *Darbietungen* und *bildgebende Verfahren* als Ressource der Kommunikation jenseits der Sprache anzuwenden. Denn Kommunikation ist Teilhabe. Dem bekannten Paradigma von Watzlawick folgend kann ein Mensch nie *nicht* kommunizieren.

Was also für medizinische Ereignisse und diagnostische Erkenntnisse Monitore und Geräte sind, das ist für die Darbietung des Lebens und die Inszenierung eines Menschen in seinem Geschehen die zwischenmenschliche Beziehung und Interaktion. So wie es ohne Kalibrierung der Apparate keine Diagnostik geben kann, wird es kein Erkennen von Kommunikationsspuren zwischen Komapatient und Besuchenden geben, wenn keine angemessene innere Justierung beim Besuchenden vorgenommen wird.

In einer Röntgenbesprechung schauen sich Behandelnde gemeinsam die Ergebnisse eines *bildgebenden Verfahrens* an, um aus verschiedenen Entdeckungen heraus eine Perspektive zu Behandlung zu gewinnen. In vergleichbarer Weise

31 In diesem Zeitraum hat eine Gruppe 20 Komapatienten in knapp 100 protokollierten Besuchen (mit Patienten und Angehörigen) kontaktiert. Die Erfahrungen wurden interprofessionell besprochen. Daraus wurde der Leitfaden entwickelt.

32 Vgl. Bodschwinna-Kangarakis/Baier 2024. Für eine Einführung in den Leitfaden vgl. Baier 2025.

können Eindrücke und Wahrnehmungen, die der Komapatient bei Behandelnden und Besuchenden hinterlässt, in einem Austausch ins Gespräch gebracht werden.

Wenn es um eine Therapiezieländerung auf der Intensivstation geht, ist es wichtig, die Wahrnehmung der Zugehörigen zuzulassen und zu versuchen, zu verstehen, wie diese möglicherweise mit der medizinischen Erkenntnis korrespondiert. Freilich hat der Arzt Therapieziel oder Limitierung einer Behandlung mit allen Konsequenzen zu verantworten. Zu dieser Verantwortung gehört aber auch die Suche nach einem Konsens entsprechend dem Willen des Patienten – insbesondere, wenn dieser im Koma oder sediert ist und sich eben nicht verbal äußern kann.

Um Eindrücke vom Patienten und Erfahrungen mit ihm differenziert von der eigenen subjektiven Intention zu unterscheiden, hilft der Leitfaden zur Tiefenwahrnehmung mit einem objektiven Raster. Dieses Raster ist eigentlich nichts anderes als die zeitliche und räumliche Aufdehnung von dem, was eingangs als »*in between*« beschrieben wurde.

5.4 Tiefenwahrnehmung als bildgebendes Verfahren

Wenn ein Mensch in die Inszenierung der Intensivstation hineingerät, ist er zuerst: ausgeliefert und fraktioniert, eingeordnet in verschiedene Schubladen. Im sedierten Zustand noch mehr. Er hat sich nicht entschieden, sich behandeln zu lassen, sondern es wurde über ihn entschieden. Hinter dem »es« stecken verschiedene Faktoren. Die bedeutendste Perspektive gilt der Manipulierbarkeit des potenziell tödlichen Geschehens.[33] Das ist die Sichtweise der Außenagierenden und um den Patienten Wirkenden. Mittendrin ist der Patient; aber der »kann ja nicht sprechen« – sagen die von außen. Das hat auch etwas Gutes, denn es braucht – so kann man beobachten – schnelle, routinierte Griffe in *viele Schubladen*, damit der Tubus sitzt, die ECMO läuft und die Dialyse spült. Aber danach, wenn der *Sturm vorbei ist und die Erde gebebt hat, das Feuer aufgeblitzt ist*, kommt der vorüberziehende Windhauch, nicht mehr sogar als das Verwehen eines Windhauches, der Moment der Offenbarung: in der Heiligen Schrift[34] wird an einer Stelle so die Begegnung mit Gott beschrieben. Auf der Intensivstation ist die Frage: wer ist der Mensch, den jetzt Maschinen am Leben halten? Etwas wurde in den Raum hineingerufen (Notfall! Sepsis! Herzstillstand! Beatmung!), die Akteure *reagieren* und es entsteht eine Bewegung. Hier ist klar, dass zwar objektiv die Behandelnden machen und der

33 Aus intensivmedizinischer Perspektive ist es wichtig, den lebensbedrohlich erkrankten Menschen zu stabilisieren. *Stabil* bedeutet, dass die Intervention dahingehend gelungen ist, dass der Mensch mit den Möglichkeiten der Intensivmedizin lebt. Das bedeutet allerdings zunächst keine Lebensfähigkeit außerhalb der Intensivstation.

34 Vgl. 1. Könige 19, der Prophet Elija am Berg Horeb.

Mensch, der behandelt wird, geschehen lassen muss; doch gilt schon hier unausgesprochen: wenn er nicht mitmacht, können wir auch nichts machen.

Die Medizin am Komapatienten vergleiche ich – mit großem Respekt – mit einem Improvisationstheater, weil eine Menge Angebote auf die Bühne gebracht werden und geschaut werden muss, was der Patient daraus macht. Die medizinischen Resonanzachsen dafür sind Blutgaswerte, Kommunikationsformen über den Monitor, Umsatz von Medikamentengaben, Viren- und Keimlasten, Toleranz von Tubus und Beatmungsregime etc. – vereinfacht gesagt: der Mediziner macht etwas und schaut, was der Patient daraus macht (obwohl er daliegt, als würde er *nichts machen*). Die Resonanzachsen sind das *Machen* und die *Macht.* In dieser Verbundenheit geht es um die Chance zur Sicherung des körperlichen Überlebens. Die Blicke richten sich auf die physischen Resonanzachsen und bezeichnen den Patienten als *adäquat* (angemessen), wenn er sich körperlich verhält, wie es die maschinellen oder abgeleiteten Parameter zeigen. Das ist ein *mächtiger* Vorgang. Es ist daher verständlich, dass andere Resonanzachsen erkämpft werden wollen, vor allem die Resonanzachse des *Schweigens.* Denn sie ist konnotiert mit *nichts machen,* weil es den Raum für das eröffnet, was sich zeigen will im Unterschied zu dem, was man sehen will. Wenn Ruhe im Zimmer einkehrt, Perfusoren und Maschinen ihre Arbeit tun, medizinische bildgebende Verfahren zur Zufriedenheit beigetragen haben, dann ist da der stille Patient. Um ihm mit der Frage nach dem zu begegnen, was er als Mensch mit seiner Lebensgeschichte und dem Drama der Lage, in der er sich jetzt befindet, zeigt, schweige ich auch. Es ist ein Schweigen im Sinne eines Verzichts auf die Schubladen, mit denen sich Kommunikation absichern lässt. Zum Beispiel: Projektion, Erwartung, beruflicher Fokus, Leistungsdruck, Sicherheit und Deutungshoheit. Das Schweigen aber soll die Mechanik der Profession – die eingeübte und gewohnheitsmäßige Haltung – ausschalten und die Wahrnehmung für das, was sich zeigen will, öffnen.

Um mich im Zwischenraum *(»in between«)* zu positionieren, suche ich die verbindende Achse der Stille zwischen dem Komapatienten und mir. Ich bin still bezüglich eingeübter Handlungen und vertrauter Kompetenzen. Ich gehe im Schweigen und im Verzicht auf vertraute Alltagskommunikation den Weg vom Machen zum Geschehenlassen, den der Patient im Verstummen in seiner Notlage gehen musste, mit. Ich halte mich auf an der Achse der Stille, um die vom Patienten und dem Setting um ihn zuströmenden Kontaktangebote zu einer Kommunikation zu entdecken. Die Vorbereitung dafür ist die eigene Introspektion und Vergewisserung meiner Themen und Intentionen und deren Bedeutungslosigkeit in der kommenden Begegnung. Es ist jenes Schweigen notwendig, das in der Meditation als Offenheit für ein Gegenüber verstanden wird, das anders und unverfügbarer ist als meine gewohnte Existenz und Positionierung zur Welt. Diese Stille ist ein eröffnendes Instrument und der vergewissernde Abstand zum Vertrauten, um zu entdecken, was der Patient in seinem Raum darbietet. Wenn der Patient wach ist, wird ein Gespräch *mit ihm* geführt. Er wird angesprochen zu seiner Lage und der Perspektive der Behandlung. Bewegt er sich auf sein Lebensende zu, muss man auch darüber mit ihm das Gespräch suchen. Für Angehörige kann gerade das schwer sein, denn sie haben eine intensive Begleitung geleistet und dabei um Hoffnung gerungen. Sie fühlen sich manchmal verräterisch, wenn die Hoffnung auf Heilung nicht einzuhalten ist, und haben möglicherweise Skrupel, dass dies vor oder mit dem Patienten ausgesprochen wird. Das hängt aber auch damit zusammen, dass das Gespräch mit einem Menschen über sein Sterben auch an die Sterblichkeit der anderen rührt. Diese Auseinandersetzung mit sich selbst will man vielleicht nicht.

Geht es um das Sterben innerhalb einer Intensivstation, schwingt viel deutlicher die Frage mit, ob man genug getan hat. An einem Ort, wo eine hohe Manipulation möglich ist, die temporär über die Grenze des Todes geht, besteht auch ein Potenzial der Kränkung, wenn *alles* doch nichts genutzt hat. Zudem sind die Mitspieler der Intensivstation, Behandelnde wie Angehörige, ein Team, wenn es darum geht, alles auf eine Karte zu setzen und *es mit dem Tod aufzunehmen*. Wer will dieses Spiel schon verlieren?

Wenn von all dem Leben und aller Kraft und Liebe oder der noch nicht erledigten Lebensziele (seitens der Angehörigen), die man aufgebracht hat oder noch auf der Wunschliste hat, und der Kompetenz der Behandelnden es am Ende anscheinend doch nicht genug war und man den Menschen nicht retten kann, löst das Widerstände aus. Da bekommt die Rede von der medikamentösen Abschirmung eine Bedeutung von einem Rettungsschirm. Aber wer flüchtet sich da unter den Rettungsschirm? Die Versuchung ist hoch, einen Rahmen zu schaffen, in dem das Unausweichliche abgefedert wird. Vielleicht spricht man zuerst ohne den Patienten mit den Angehörigen, um zu klären, wie man ihm die Schwere der Nachricht vermittelt. Aber das ist eine Vermeidungsstrategie. Behandler sollten das nie tun. Angehörige können darauf angesprochen werden, wie weit sie gerade mit ihren eigenen Ängsten konfrontiert sind, die sich ihnen in den Weg stellen. Manchmal ist es geradezu eine Erleichterung festzustellen, wenn der Patient sediert ist oder im Koma liegt. Dann ist es scheinbar einfacher, außerhalb des Zimmers mit den Angehörigen zu sprechen. Die palliative Sedierung, die hinsichtlich dreier Aspekte ein Segen ist – nämlich Schmerzfreiheit, keine Luftnot und keine Angst – wird leider in einer anderen Umrahmung erklärt: der Patient bekommt glücklicherweise nichts mehr mit. Also brauchen wir auch nicht vor ihm reden. Oder: wir können *gerade vor* ihm sprechen, weil er nichts mitbekommt. Beides ist problematisch.

Dabei stehen diese drei Aspekte für eine hilfreiche Medizin, um Leiden zu lindern. Sie beschreiben aber nicht, wie ein Mensch in dieser Lage noch am Geschehen teilnimmt. Sie verhindern auch nicht, vor dem Menschen aufrichtig zu sprechen. Vielmehr ist es wichtig, mit den Angehörigen vor dem Patienten die verschiedenen Ebenen zu benennen:

1. Der Mensch ist im Koma und kann daher nicht wie wir wachen Menschen an der Kommunikation teilnehmen.
2. Er ist sediert, damit er keine Luftnot und keine Schmerzen hat.
3. Beides heißt aber nicht, dass seine Persönlichkeit und sein Bewusstsein nicht mehr vorhanden sind. Deshalb spreche ich auch ihn an, wenn wir jetzt miteinander über den weiteren Verlauf reden. Wir können darauf aufmerksam bleiben, ob er dabei vielleicht ein Zeichen einer Anteilnahme gibt.
4. Die Angehörigen können schließlich ermutigt werden, mitzuteilen, wie ihre Einschätzung und ihr Gefühl ist, denn darin bildet sich auch eine aus dem Alltag

gewonnene oder vertraute Beziehung ab. Wenn Sie der Meinung sind, dass es besser ist, vor dem Zimmer zu sprechen, dann wird vor dem Patienten benannt, über was man sprechen wird. Dann verlässt man mit den Angehörigen das Zimmer.

Die Angehörigen, die den Patienten bis hierher begleitet haben, werden damit gestärkt, ihn auch im Sterben zu begleiten und die menschliche Hoffnung, nicht aus den Beziehungen herauszufallen, zu wahren. Es geht um die Empfindung, bis zuletzt deshalb Mensch zu sein, weil man beziehungsfähig ist. Diese Fähigkeit drücken wir im wachen Zustand aus, in dem wir uns artikulieren. Im sedierten Zustand sind die Zeichen der Beziehungsfähigkeit stille Ausdrucksformen, auf die sich wache Menschen einlassen sollten. Dazu sollten wir Angehörige stärken und den Komatösen nicht zusprechen, dass sie nichts mehr mitbekommen würden. Die Hoffnung, ein Mensch im Gefüge mit anderen Menschen zu sein und deshalb Mensch zu sein, entspricht der Ahnung aus Kindertagen, wenn beim Einschlafen die Türe einen Spalt offenbleiben soll, damit die Welt des Lichtes und die Nachtwelt der Dunkelheit in Verbindung bleiben.

Beim Komapatienten ist das *Offenhalten des Türspaltes* wichtig, weil er sich in einer Schwellensituation befindet, in der nicht entschieden ist, auf welche Seite des Lebens er gehen wird. Die Übersetzung von Koma ist *tiefer Schlaf.* Um die Tür offenzuhalten, nehme ich im (anderen, interpersonalen) bildgebenden Verfahren einen Eindruck auf, der durch den Ausdruck des anderen (komatösen) Menschen erzeugt wird. Die Funktion der Spiegelneuronen ermöglicht mir, im Mitfühlen am Geschehen eines anderen Menschen ein Kommunikationsangebot von ihm zu entdecken. Auf der einen Seite (des wachen Menschen) bedeutet es, mich beeindrucken und ergreifen zu lassen. Auf der anderen Seite (des sedierten Menschen) bedeutet es, dass jemand aufgreift, was von ihm ausgeht und wie er sich bemerkbar macht und Resonanz erzeugt, auch wenn er dies nicht reflektieren kann. Monika Renz,[35] Seelsorgerin und Psychoonkologin, bezeichnet die Grundfrage des Menschensein als Erfahrung von Verbundenheit oder Abgenabeltsein.

Für sie ist das unabhängig vom Bewusstseinszustand. Natürlich gibt es eine Einschränkung: es ist keine beständig sich vergewissernde Kommunikation; schon gar nicht, wenn eine reflektierende Vergewisserung des Kommunikationsgeschehens nicht möglich ist. Vertraute Sicherheiten sind zerbrochen. Allerdings steckt in der Anerkennung, dass damit auch die eigene potenzielle Zerbrochenheit des Besuchenden berührt wird, eine eröffnende Solidarität. Ich lasse mich damit angreifen vom Ergehen eines Menschen, dem angesichts des Todes die meisten Sicherheiten des Lebens schon weggebrochen sind.

Der Komapatient ist kein *verbal fragender Mensch;* Fragen stellt aber nicht nur der, der spricht, sondern auch der, dessen Existenz in der körperlichen Präsenz wahrgenommen wird. Entscheidend ist, ob ein anderer Mensch dieser begegnen will. Menschen, die einem Komapatienten oder einem Sterbenden begegnen, haben die Chance, sich auf verkörperte (existenzielle) Lebensfragen einzulassen

35 Vgl. Renz 2010.

und darüber in Kommunikation zu treten. Die Geburt und das Sterben eines Menschen sind Ereignisse, die den daran Beteiligten Quellgewissheiten des Lebens erschließen können.

Die zunehmende Funktionalisierung und Kategorisierung dieser Ereignisse ermöglichen zwar einen differenzierten Diskurs, bergen aber in sich die Gefahr, einen nur noch manipulierenden Zugang schaffen zu wollen und sich die Ergriffenheit als Anrührung zur Kommunikation *von der anderen Seite* eher fernzuhalten. Dabei kann es zum Ungleichgewicht kommen, weil definiert wird, was machbar ist, und dabei möglicherweise ausgeblendet wird, was sich im Geschehen prozesshaft ausdrückt.

Das Abschirmen mit Medikamenten, die zu einer Sedierung des Patienten führen, oder einem Gerät sind als Schutzschirm gegen schweres Leiden ein Akt der Barmherzigkeit. Sie sind Hilfe zum Vorgang, aber sie lösen nicht den Vorgang an sich, und bedeuten nicht, dass der Mensch nicht mehr Anteil nimmt oder nicht mehr erreichbar wäre.

Phänomenologisch betrachtet ist die Aussage oder der Wunsch, dass der sterbende oder der im Koma befindliche Patient nichts mitbekommt, ein vertröstender Irrtum, der auch dazu führt, nicht richtig aufzugreifen, was der Patient und das Leben in diesem Geschehen anbieten und eröffnen wollen.

Der Patient bekommt immer etwas mit. Pflegende und Behandelnde geben ihm das, was sein Leid lindert, und schenken ihm Aufmerksamkeit. Angehörige und Freunde kommen und sprechen ihm zu, schweigen mit ihm, geben Zuwendung in Form von Erzählen, Beten, Singen, Lachen und Weinen. Reinigungskräfte sorgen für Sauberkeit im Zimmer. Das sind drei Gaben, wenn wir es so nennen wollen, die der sediert Sterbende mitbekommt.

In der Versorgung von schwerkranken und sterbenden Menschen, insbesondere, wenn sie sediert sind, schleicht sich leicht ein Gefälle ein, das in der Rede vom »Gesunden« und vom »Kranken« von Anfang an schon impliziert ist.

Der von Hartmut Rosa ausführlich beschriebene Resonanzbegriff ermöglicht eine Sicht auf das Gefüge zwischen Besuchendem und Patient mit weniger Gefälle. Resonanz ist ein grundlegender Moment des Lebens und seiner Beziehungen. Er verdeutlicht eine Kraft, die in allem etwas auszulösen und in Bewegung zu setzen vermag, was zur Erfahrung und Vergewisserung von Lebendigkeit führt.

Bevor also über den sediert sterbenden Menschen oder einen Komapatienten gesagt wird, dass er nichts mehr mitbekommt, er abgeschirmt (also unzugänglich?) und nicht mehr ansprechbar ist, sollte von denen, die solches sagen, überprüft werden, ob sie an den richtigen Resonanzachsen – mit Hartmut Rosa gesprochen – angesetzt haben. In der Alltagspraxis der Begegnung mit Komapatienten sind die zuvor beschriebenen Wahrnehmungen, phänomenologischen Überlegungen und Ideen in den Leitfaden zur Tiefenwahrnehmung eingeflossen. Tiefenwahrnehmung ist ein angeeigneter Begriff, der aus der Wahrnehmungspsychologie kommt. Damit wird beschrieben, wie man als Betrachtender im Verhältnis zum Aufbau des Raumes die Tiefendimension erfasst und sich dazu positioniert.

Der Leitfaden gibt funktionale Hinweise zur Erschließung der Tiefendimension in der Wahrnehmung und zur Gestaltung der eigenen Disposition. Er ist als einfaches Taschenblatt aufgebaut und kann problemlos in entsprechende Begegnungen mitgenommen werden.

Die Abläufe sind im Gesamten auf Austausch angelegt und laden dazu ein, Wahrnehmungen und Erfahrungen im Diskurs mit Behandelnden und Angehörigen einzubringen. Das hat auch den Benefit, dass die (oft schweren) Erfahrungen mit Patienten jenseits der Sprache versprachlicht werden können und somit handhabbarer werden. Es können (wie im nachfolgenden Beispiel) auch nur Teile umgesetzt werden. Oft verändert das schon die Wahrnehmung eines Menschen im Koma.

Zuletzt ein Einblick in die Arbeit mit dem Leitfaden. Das Fallbeispiel wurde aus zwei unterschiedlichen, aber weitgehend vergleichbaren Begegnungen mit Komapatienten zusammengestellt.

5.5 Veränderung der Ausgangslage durch Benutzen des Leitfadens zur Tiefenwahrnehmung

Die sediert sterbende Patientin liegt im Bett. Sie ist etwa 60 Jahre alt und seit einem Unfall taub. Zugänge zur Medikamentenversorgung sind an ihrem Körper angelegt. Sie wird nach einem CPAP-Schema beatmet. Urinbeutel und ein Analkatheter nehmen die körperlichen Ausscheidungen auf. Das Beatmungsgerät zeigt einen FiO von 60 % und einen Peep von 15. Der Überwachungsmonitor listet die HF mit 90, den ART mit 90/60, O2 mit 85, AF mit 25. Von den vielen Medikamentenpumpen sollen hier NOR mit 1,0 und Propofol mit 100 mg benannt werden.

Die hier benannten Werte sind die, die bei einem mehrwöchigen Aufenthalt auf einer Intensivstation von Angehörigen beobachtet und relativ gut eingeordnet werden. Das heißt nicht, dass sie die medizinischen und therapeutischen Konsequenzen vollumfänglich erfassen können. Aber sie können entsprechende Spuren lesen.

Zwei Besuchende treten ins Zimmer, stellen sich ans Bett und diskutieren über das, was sie sehen. Sie lupfen ein bisschen die Bettdecke, um die Hand der Patientin zu nehmen und bleiben weiter im Gespräch miteinander vertieft. Ein Arzt tritt hinzu. Die Besuchenden haben Fragen. Der Arzt erläutert mit einer Handbewegung zu den Geräten und Medikamenten, dass die Patientin in einer *schwierigen Lage ist, darüber müsste man sprechen,* und die Besuchenden stimmen zu. *Das kann man gleich hier machen, sie ist gut abgeschirmt und zudem bekanntermaßen taub.* Man spricht über die Therapielimitierung und das baldige Sterben der Patientin. Die Angehörigen nicken, sagen »dann behalten wir sie so in Erinnerung, wie sie war« und gehen raus. Eine Woche nach dem Tod der Patientin rufen sie mich an und erzählen, dass sie im Nachhinein das Gefühl hatten, die Patientin (und sie selbst) hätten in dem Gesprächsmoment über das Therapieende mehr Zeit und Kontakt miteinander gebraucht. Die im Nachhinein geäußerte Feststellung der Angehörigen, sie »*hätten das Gefühl gehabt, dass sie mit der Patientin mehr Zeit und Kontakt gebraucht hätten*«, zeigt in zweifacher Weise ein Problem an. Zum einen, dass Gefühle eine große und diffuse, schwer verfügbare Angelegenheit sind. Zum anderen ist das Gefühl, dass »*man mehr Zeit und Kontakt gebraucht hätte*« ein Wegweiser, um zu suchen, was trotzdem noch verfügbar ist. Dabei ist unser Leitfaden zur Tiefenwahrnehmung hilfreich, weil er ein strukturiertes Raster anbietet, Wahrnehmen, Fühlen, Intuition und Beobachtung zu versprachlichen und einzubringen.

Wie könnte es gehen, wenn in dem besagten Begegnungsgeschehen der Versuch gemacht wird, Resonanzachsen für eine Begegnung *mit* der Patientin zu suchen? Die Begegnung könnte anders justiert werden. Der zeitliche Aufwand ist dazu vielleicht etwas höher. Aber vor einem entscheidenden Gespräch über den weiteren Behandlungsweg bzw. die Limitierung der Therapie würde eine andere Haltung zur Patientin entstehen. Für Behandelnde bedeutet es, die Subjekthaftigkeit eines Menschen nicht aus dem Blick zu verlieren; für die Angehörigen, in Beziehung zum Menschen für ihn Verantwortung zu übernehmen. Im beschriebenen Fall hätte eine Alternative so aussehen können (die Nummerierungen in Klammern beziehen sich auf den Leitfaden):

- Vor dem Betreten des Zimmers innerlich Abstand nehmen von dem, was ich bei der Patientin erreichen will. Stille vor dem Kontakt aushalten. Sich bereit machen für eine interpersonelle Erfahrung: Menschen begegnen einander und dabei wird sich etwas zeigen, was ich vorher nicht weiß. (Ia)
- Das Zimmer vor der Türschwelle aus wahrnehmen und als den Raum, in dem sich das Leben der Patientin temporär abspielt, wahrnehmen. (teilweise Ib)
- Einen Stuhl ans Bett stellen und sich hinsetzen.
- Die Patienten begrüßen und sagen, wer man ist. (IIa)
- Schweigen und Abstand zum eigenen Wollen nehmen.
- Die Patientin ansprechen und sagen: Du bist still, weil die Beatmung ein Sprechen nicht möglich macht; und ich sitze ein paar Minuten still neben Dir. So können wir im Schweigen gemeinsam hier sein.
- Wahrnehmungen skizzieren und Notieren. (IIc)

Im hier beschriebenen Fall ist die Patientin taub. Der Einwand, dass sie sowieso keine Möglichkeit hat, zu hören, ist berechtigt. Aber die Aussprache des Kontaktierenden, was er tun wird, dient der ernsthaften Haltung. Wenn ich ausspreche, was ich tue, dann vergewissere ich mich meiner Selbst und meiner Handlung. Das schafft Beziehung. Es entsteht – im Schweigen, Wahrnehmen und im inneren Schauen – der Eindruck (*wer* drückt *etwas hinein*, so dass *etwas* sichtbar wird?), dass die Patientin auf meine Anwesenheit reagiert. Von ihren geschlossenen Augen geht etwas Helles aus, was bei mir ein Bild von einem wachen, nach innen gerichtetem Blick zeigt. Ich spreche das aus, wissend, dass sie es akustisch nicht hört, aber davon ausgehend, dass es etwas für sie bedeuten kann. Zugleich nehme ich wahr, wie die Patientin im körperlichen Ausdrucksbild nach innen geht; die Körperspannung lässt etwas nach. Auch das spreche ich aus und spüre dabei, dass es andere Bezugspersonen braucht, die für sie da sind.

In der Schleuse sind weitere Angehörige für ein Gespräch zur Therapielimitierung zusammengekommen. Ich komme mit den Angehörigen ins Gespräch und lade sie ein, zu erzählen, wie sie die Patientin in den letzten Tagen erlebt haben (IIIa). Dabei benennen sie, dass sie den Eindruck haben, dass die Patientin, die sehr interessiert am Geschehen um sie herum war, *mehr nach innen gegangen ist.* Ich ermutige die Angehörigen, mit diesem Eindruck zur Patientin zu gehen und das bei ihr auszusprechen; im Sinne einer Zustimmung: *wenn Du nach innen gehst, dann weißt du um einen Weg, der jetzt für dich wichtig ist.* Sie sollen dabei weder eine Zustimmung noch eine Ablehnung erwarten; aber sie sollen ihr zeigen, dass sie da sind und an ihrem Weg Anteil nehmen. Die Angehörigen machen das, teils ruhig, teils weinend. Als die Patientin stirbt, können sie einige Tage später sagen: wir waren miteinander in Kontakt. Das hat nicht den Schmerz gelöst, aber die Situation war getragen und wir haben wahrgenommen, was sie mit uns in ihrer Weise der Anwesenheit geteilt hat. Unsere Unsicherheit ist gewichen; wir konnten vertrauen. Das war ein Eindruck, den wir mitnehmen und mit dem wir weiterleben können. Was in Beziehung geschieht, ist für die menschliche Existenz tragfähiger als die sachliche Richtigkeit.

Literatur zu Kapitel 5

Baier, Anton (2025): *Kommunikation mit Komapatienten. Grundlagen und praktische Anwendung der strukturierten Tiefenwahrnehmung*, Stuttgart: Kohlhammer.

Bodschwinna-Kangarakis, Yvonne/Baier, Anton (2014): *Leitfaden zur Tiefenwahrnehmung* (V11), https://koma-tiefenwahrnehmung.de/assets/pdf/Tabelle.pdf (abgerufen am 15. Oktober 2025).

Fürst, Jutta et al. (Hrsg.) (2004): *Psychodrama-Therapie. Ein Handbuch*, Wien: Facultas.

Hutter, Christoph (2000): *Psychodrama als experimentelle Theologie*, Münster: LIT.

Johnstone, Keith (2018): *Theaterspiele. Spontaneität, Improvisation und Theatersport*, übersetzt von Christine und Petra Schreyer, Berlin: Alexander Verlag.

Kelemann, Stanley (1994): *Forme dein Selbst. Wie wir Erfahrungen verkörpern und umgestalten*, München: Kösel-Verlag.

Renz, Monika (2010): *Der Mensch als Wesen der Sehnsucht. Connected oder Disconnected*, Paderborn: Junfermann.

Rosa, Hartmut (2024): *Resonanz. Eine Soziologie der Weltbeziehung*, Berlin: Suhrkamp.

Salas, Jo (1998): *Playback-Theater*, übersetzt von Christiane Landgrebe, Berlin: Alexander.

Den von uns entwickelten Leitfaden, weitere Literaturhinweise sowie Hinweise zu Fortbildungsangeboten und Veranstaltungen finden Sie auf der Homepage: www.koma-tiefenwahrnehmung.de.

6 Gezielte Sedierung am Lebensende – Perspektiven aus der Spiritual-Care-Forschung und -Erfahrung

Traugott Roser

Der folgende Beitrag nähert sich dem Thema der gezielten Sedierung am Lebensende aus der Perspektive von Spiritual Care an. Als evangelischer Pfarrer war ich einige Jahre als Seelsorger am damaligen Interdisziplinären Zentrum für Palliativmedizin der Ludwig-Maximilians-Universität München tätig und bin mit Fragen sedierender Maßnahmen aus der Praxis seelsorglicher Begleitung vertraut. Als Professor für Praktische Theologie bin ich seit 2013 an der Universität Münster schwerpunktmäßig in Forschung und Lehre mit Spiritual Care befasst und setze mich im interdisziplinären inner- und außertheologischen Gespräch intensiv mit den Herausforderungen der sog. »palliativen Sedierung« auseinander. Der vorliegende Beitrag ist bemüht, beide Seiten, Erfahrung und Forschung, aufeinander zu beziehen. Zunächst werden eigene, teils autobiografische, teils berufsbiografische Erfahrungen geschildert, um von da aus thematische Fokussierungen zur Grundlage einer kleinen forschungsorientierten Literaturrecherche in jüngeren Studien und Beiträgen zu machen.

6.1 »Sedierung« aus der Nähe eigener Erfahrung – ein Zugang einer First-Person-Theologie

Mein Zugang zum – damals noch nicht begrifflich gefassten – Bereich Spiritual Care nimmt seinen Ausgangspunkt in einer mittelbaren, aber sehr unmittelbar erlebten Erfahrung in meinen späten 20er Jahren. Ich habe diese Erfahrung in meiner Habilitationsschrift verschriftlicht, um deutlich zu machen, dass wissenschaftliches Interesse an Forschung und Theoriebildung mit einer Primärerfahrung verbunden sein kann. Man könnte auch von einem autoethnografischen Ansatz[36] sprechen, den ich durch eine retrospektiv verdichtende Reflexion als kritisch-autoethnografischen Ansatz beschreiben würde.

> Mein damaliger [HIV-infizierter] Lebensgefährte befand sich [im Sommer 1993] – vier Wochen nach Ausbruch einer Pneumonie und der damit verbundenen

36 Vgl. Ellis et al. 2011. In der Praktischen Theologie arbeitet v.a. Kerstin Menzel mit autoethnografischen Zugängen, vgl. u.a. Menzel 2021.

> AIDS-Erkrankung – in sich beständig verschlechterndem Zustand in einem Einzelzimmer eines [großen] kommunalen Krankenhauses [mit einer landesweit bekannten Spezialisierung auf AIDS]. Eines Nachmittags saß ich im Krankenzimmer, während mein Partner schlief. Zwei Ärzte des Krankenhauses traten ein, weckten den Patienten und blieben vor dem Krankenbett stehen. [...] [Die Ärzte stellten] meinen Partner vor eine Therapieentscheidung. Die eingesetzten Antibiotika zeigten gegenüber der voranschreitenden Lungenentzündung keinerlei Wirkung; die Lunge werde sich auch bei weiteren Versuchen aller Voraussicht nach nicht erholen, was kurz oder lang zu einer lebensbedrohlichen Situation durch Lungenversagen führen werde. Es gebe die Möglichkeit, die unzureichende eigenständige Atemfunktion durch künstliche Beatmung zu ersetzen. Zum Zweck der Intubation müsse man ihn in ein künstliches Koma versetzen; es bestehe jedoch die Gefahr, dass es [...] zu einem Aussetzen der Vitalfunktionen kommen könne und er im Koma versterbe.
> Mein Lebensgefährte [...] erkundigte sich nach den Chancen einer Genesung bei künstlicher Beatmung. Nachdem die Ärzte die Chancen als nicht sehr hoch einschätzten, entschied er sich nach einem kurzen Moment des Nachdenkens gegen die Beatmung. Unausgesprochen stand dabei die Konsequenz der Entscheidung im Raum, dass mein Partner mit hoher Wahrscheinlichkeit an der Pneumonie in den nächsten Tagen versterben würde. Die Ärzte verließen das Zimmer, während ich mich in den folgenden Stunden darum kümmerte, dass die Familie und Freunde meines Partners seinen Wünschen gemäß zu einem Abschiedsbesuch kommen konnten. Etwa zwei Tage später schlief er friedlich ein.[37]

Ich bin mir im Rückblick nicht sicher, ob die Ärzte damals den Begriff ›Sedierung‹ verwendeten oder tatsächlich von einem ›künstlichen Koma‹ sprachen. Unterscheiden hätte ich es nicht können. Aus ärztlicher Sicht wäre es nach dem heutigen Regelwerk der Europäischen Palliativmedizinischen Fachgesellschaft EAPC wohl indiziert gewesen, im besten Fall als »kurzfristige Sedierung für belastende Behandlungen«, wahrscheinlich aber eher als »Sedierung zur Behandlung anderweitig refraktärer Symptome in der Finalphase«.[38] Klar war nur, dass es höchstwahrscheinlich eine irreversible und terminale Sedierung gewesen wäre, die es meinem Partner nicht möglich gemacht hätte, sich von Familie und Freund:innen zu verabschieden. Die tragenden Beziehungen und die Möglichkeit, diese noch bis zum Ende pflegen zu können, hatten für ihn aber Priorität; und ihm war es auch wichtig, dass die Krankenhausseelsorgerin (Barbara Kittelberger) mit ihm das Sakrament des Abendmahls feiern konnte. Aus heutiger Perspektive würde hier die Beziehungsebene der offenen Spiritualitäts-Definition im Spiritual Care-Diskurs zur Geltung kommen, die einerseits die Beziehungsebene (zu nahestehenden Menschen, zum Signifikanten und/oder zum Transzendenten) betont und andererseits die Erfahrungsebene fokussiert.[39] Mir, als Lebenspartner, ermöglichte es,

37 Roser 2017, 128–29.
38 Vgl. Cherny/Radbruch 2009, deutsch bei Alt-Epping 2010.
39 Vgl. Nolan et al. 2011 zur gängigen Definition der EAPC. Vgl. dazu auch Storms 2024.

mit ihm bis zum Sterben noch Zeit zu haben für Kommunikation. Aber mich ließ später die Frage nicht los, ob der Behandlungswunsch meines Lebenspartners wirklich als ›informed consent‹ durchginge und er in der Lage war, die Tragweite seiner Entscheidung ganz zu verstehen. Für mich hatte diese Erfahrung berufsbiografische Folgen, denn ich begann mich aufgrund dieses Erlebnisses zunächst theologisch-ethisch, schließlich auch seelsorglich mit dem Thema Patientenverfügung zu befassen, das damals noch recht neu verhandelt wurde.

Der zweite Erfahrungshintergrund entstammt der Praxiserfahrung als Seelsorger in der stationären Palliativversorgung und im Rahmen palliativmedizinischer Beratungsdienste auf anderen Stationen an der Universitätsklinik in München-Großhadern. Mehrfach gab es Situationen, in denen die Behandlungsoption Sedierung im Raum stand, bei neurologischen oder onkologischen Patient:innen, deren Symptomlast sich durch keine therapeutische Intervention verringern ließ. In diesem Fall führten die Ärzt:innen mit den Patient:innen direkt, häufig im Rahmen einer multiprofessionellen Visite, ein intensives Beratungsgespräch. Wo dies nicht möglich war, wurde dies mit den bevollmächtigten Patientenvertreter:innen und den Angehörigen geführt, die aber meist nicht in der Lage waren, eine Entscheidung zu treffen. Ich war beeindruckt, welche Möglichkeiten die Besprechung im Team bot, um zu einer Therapiezielfindung zu kommen und die unmittelbar und mittelbar Betroffenen seelsorglich-psychologisch aufzufangen. Bei den Besprechungen waren neben ärztlicher Leitung und Bezugspflege auch Sozialarbeit, Psychologie und Seelsorge, v. a. aber auch eine Apothekerin beteiligt, da die Verabreichung und Dosierung des sedierenden Medikaments zentral für die Planung ist und auch Fragen hinsichtlich der Wirkungen geklärt werden können. Existenzielle und spirituelle Aspekte wurden berücksichtigt. Die Moderation und Protokollierung[40] war Sache der nichtmedizinischen Berufe. Die Entscheidungsfindung erfolgte entsprechend den in der S3-Leitlinie Palliativmedizin im Leitlinienprogramm Onkologie beschriebenen Standards.[41]

In einem Fall, bei einem männlichen Patienten mittleren Alters, der extrem belastet war, erinnere ich mich, wie positiv er auf das Angebot einer intermittierenden palliativen Sedierung – als ultima ratio – reagierte. Die Aussicht, dem Leidensdruck für eine begrenzte Zeit zu entkommen und sich erholen zu können, war überzeugend. Vor allem aber war es die Möglichkeit, aus der Sedierung wieder geweckt werden und selbst bestimmen zu können, ob dies als eine gute oder eine weniger gute Behandlung fortgesetzt werden sollte. Tatsächlich fand der Patient nach dem Aufwachen zu einer neuen Kraft für den letzten Weg – er konnte selbst bewerten, wie die Übergangssedierung gewirkt hatte. Die Phase anhaltenden existenziellen Leids war unterbrochen, die Linderung der unerträglichen Symptomlast als palliativmedizinisches Ziel war erreicht.

Als Seelsorger gehörten für mich Patient:innen, die sich mit oder ohne gezielte Sedierung in veränderten Bewusstseinszuständen befanden und bei denen verbale und kognitive Kommunikation nicht möglich war, zu den ›normalen‹ Situationen

40 Vgl. dazu die Vorlagen zur Dokumentation einer palliativen Sedierung auf der Website des Uniklinikums Erlangen.

41 Vgl. Leitlinienprogramm Onkologie 2020.

der Begleitung. In diesen Situationen habe ich viel von Achtsamkeits-Übungen gelernt, der Konzentration auf den Moment und das sehr bewusste Atmen, während ich am Krankenbett saß. Es kommt zu Resonanzerfahrungen zwischen Patient:in und Seelsorger, in denen sowohl Ruhe als auch Unruhe und Stress wahrnehmbar und unter Umständen kommunizierbar sind. In der Seelsorgeliteratur wird diese Begleitung als »evocative presence« oder »compassionate presence« beschrieben[42]. Nicole Frommann schreibt im Handbuch der Krankenhausseelsorge: »Im Umgang mit sprach- und bewusstseinseingeschränkten Menschen geht es darüber hinaus darum, die Stille auszuhalten, schweigend und aufmerksam bei den Menschen zu sein, Atmosphären zu erspüren.« Mit dem Münchner Intensivstationsseelsorger Peter Frör[43] hält sie fest, »dass es wichtig ist, dass die Seelsorger*innen im Kontakt mit sprachlosen Menschen wahrnehmen, was mit ihnen selbst geschieht. Diese Wahrnehmung der eigenen Resonanz sollten sie zur ›Quelle der Orientierung für die seelsorgliche Begegnung‹ nutzbar machen.«[44]

Als Fazit aus diesem ersten, erfahrungsbasierten Teil möchte ich folgende Punkte für die Perspektive Spiritual Care festhalten:

a) Bedeutung von *Bewusstsein* in terminaler und finaler Krankheitsphase, bzw. im Sterbeprozess: aus spiritueller Einstellung, für die religiöse Praxis und für die interpersonale Interaktion wie für ein bewusstes Abschiednehmen kann die Aufrechterhaltung von Bewusstsein Bedeutung haben. Aber auch bei Bewusstseinseinschränkungen ist Kommunikation in Resonanz möglich und sinnvoll; spirituelle Erfahrungen sind auch bei Bewusstseinstrübung nicht auszuschließen.
b) Gemeinsame und geregelte *Entscheidungsfindung* in Übereinstimmung mit vereinbarten ethischen Grundsätzen und professionellen Leitlinien ist wichtig. Spiritual Care Giver sind zuständig dafür, dass spirituelle Aspekte beachtet und in der Entscheidungsfindung berücksichtigt werden.
c) Eine oberflächliche oder auch eine tiefe Sedierung kann für totales Leiden oder eine nicht anders behandelbare Symptomlast *entlastend* sein.

Mit diesen Punkten a) Bewusstsein, b) Entscheidungsfindung und c) Entlastung wende ich mich dem zweiten Teil zu, der Forschung zu Sedierung in der Perspektive Spiritual Care.

42 Vgl. Nolan 2012.
43 Vgl. Frör/Frör 2018.
44 Frommann 2019, S. 264.

6.2 Aktuelle Studien

Ich habe auf den üblichen Datenbanken und im Suchsystem der Universitätsbibliothek Münster, die auch Zugriff zu zahlreichen elektronischen Fachzeitschriften und Fachbüchern gewährt, mit Begriffen aus dem Umfeld von ›Sedierung‹, ›spirituell‹, ›Spiritual Care‹ und ›Seelsorge‹ gesucht und mich dabei hauptsächlich auf Ergebnisse aus den letzten fünf Jahren konzentriert.

6.2.1 Bewusstsein

Die jüngste Veröffentlichung, die ich zum Thema gefunden habe, stammt aus der Januarausgabe des *Journal of Pain and Symptom Management.* Anne Dalle Ave und Daniel P. Sulmasy, einer der Pioniere von Spiritual Care, beide am Kennedy Institute of Ethics der Georgetwon University in Washington D.C. tätig, haben in einem Beitrag die Frage gestellt, wie palliative Sedierung das spirituelle Erleben von Patient:innen am Lebensende beeinflusst. Der Beitrag arbeitet stark theoriebasiert, verwendet kirchenhistorische und biblische Bezüge, bezieht aber im Sinne von *case reports* drei Fallberichte von Patienten (alle männlich) mit ein. In zwei Fällen beschreiben die Patienten mystische Erfahrungen (Visitationen); sie sind schmerzmedikamentös behandelt, aber bei Bewusstsein und lehnen eine Sedierung ab, weil sie bei Bewusstsein bleiben möchten. Dalle Ave und Sulmasy weisen darauf hin, dass in vielen östlichen und auch in christlichen Traditionen die Sterbephase als ein Prozess beschrieben wird, in dem es zu Begegnungen mit dem Göttlichen[45] kommen kann. »Sedation may interfere with our awareness of our transition to the Beyond.«[46] Aber eine hohe Symptomlast kann auch dazu führen, dass das Bewusstsein eingeschränkt ist durch den vollen Fokus auf Schmerzen oder Leiden. Dann kann Sedierung Entlastung bringen, was den Autor:innen zufolge gerade auch bei nichtreligiösen Patient:innen hilfreich sein kann: »However, not all patients have faith or believe in an afterlife. Sedation may be embraced even by some believers as a last resort, particularly when suffering colonizes a patient's consciousness such that spiritual growth or experiences become all but impossible.«[47]

Auch bei einer Sedierung lassen sich spirituelle Erfahrungen in veränderten Bewusstseinszuständen nicht ausschließen. In manchen religiösen Traditionen ist es aber wichtig, in der Sterbephase bei klarem und wachem Bewusstsein zu sein und zu bleiben, entweder um noch aktiv religiös praktizieren zu können, z. B. auch im Hören einer bedeutsamen religiösen Rezitation aus heiligen Texten, oder in ritueller Kommunikation. Von der Theologin Gwendolin London ist ein Satz überliefert, der die Deutungshoheit über Tod und Sterben nicht medizinischen Markern und Behandlungen überlässt, sondern diesen eine wichtige Hilfsfunktion zuweist:

45 Nur hingewiesen werden kann an dieser Stelle auf ein Züricher Forschungsprojekt, das Bilderleben Sterbender und von Patient:innen mit Nahtoderfahrung systematisch erhoben und ausgewertet hat, vgl. dazu Peng-Keller 2017.

46 Dalle Ave/Sulmasy 2025, e88.

47 Ebd.

»We must realize that dying is a spiritual process with medical implications, not a medical process with spiritual implications.«[48] Diese Äußerung macht deutlich, dass bei einer Sedierung Spiritualität – natürlich abhängig vom jeweiligen Individuum und seiner Einstellung – nicht nur ein Nebenaspekt ist, sondern die zentrale Dimension, zu deren Ermöglichung medikamentöse und medizinisch-therapeutische Behandlung einen wichtigen Beitrag leisten.

6.2.2 Entscheidungsfindung

In der Septemberausgabe der Fachzeitschrift *Der Schmerz* 2024 wurde eine CME-zertifizierte Fortbildung mit Empfehlungen zur palliativen Sedierung veröffentlicht. Als ärztliche Fortbildung durchläuft ein solcher Beitrag ein verblindetes Reviewverfahren. Die Fortbildung basierte auf den Ergebnissen einer internationalen Delphi-Studie aus dem gleichen Jahr;[49] die Autor:innengruppe ist großteils in Bonn ansässig, repräsentiert mit Birgit Jaspers und Lukas Radbruch aber auch Mitglieder der EAPC Taskforce zu palliativer Sedation. In der Zusammenfassung heißt es: »Der vorliegende Beitrag beschreibt die soziale und ethische Komplexität der Entscheidungsfindung und fasst die Empfehlungen zusammen. Die Autonomie des Patienten wird hervorgehoben. Die Bestimmung der Refraktärität des Leids soll gemeinsam von Arzt und Patient vorgenommen werden. Die Sedierung soll proportional erfolgen, das heißt, ihre Form und Dauer werden an die individuelle Situation des Patienten angepasst.«[50] Die Sedierung ist v. a. in Situationen refraktären Leids indiziert, wobei dies im Anschluss an Eric Cassells Grundlagentext zu Leiden[51] ein Leiden in allen Dimensionen meine, die das Wesen einer Person ausmachen, »physisch, psychisch, sozial, existenziell, spirituell«, so dass beim Assessment nicht nur die Symptome, sondern auch ihre existenziellen Auswirkungen zu berücksichtigen seien. Kompliziert werde das aber, wie die Ethikerin Claudia Bozzaro betone, durch den fluktuierenden Charakter von Leidenserfahrungen. Deshalb sei palliative Sedierung immer mit anderen Formen der Begleitung wie Resilienz stärkende Maßnahmen durch »Mitarbeitende mit Expertise in Psychologie, sozialer Arbeit oder Spiritualität«[52] abzustimmen. Bei tiefer und kontinuierlicher Sedierung ist deshalb eine Ethikberatung oder eine ethische Fallbesprechung geboten. In dieser wie auch in der Planung des Verlaufs der Sedierung sind spirituelle und religiöse Aspekte zu berücksichtigen.

Die Entscheidung für eine CME-Fortbildung in einer sehr renommierten Zeitschrift gibt Anlass zur Vermutung, dass Fortbildungsbedarf besteht. Gute Entscheidungsfindung setzt nicht nur die Kenntnis des Patient:innenwillens voraus, sondern auch gutes Fachwissen der Verantwortlichen, verbunden mit einer guten

48 Vgl. einen facebook-Beitrag vom 13. Juni 2024 (Peaceful End Companion LLC 2024), vgl. dazu auch ein Interview der Universität Zürich mit Simon Peng-Keller (Universität Zürich 2022).
49 Vgl. Surges et al. 2024a.
50 Surges et al. 2024b.
51 Vgl. Cassell 1991.
52 Vgl. Surges et al. 2024b, 367.

Kultur des Konsultierens. Darauf deuten Zahlen aus Deutschland und Österreich hin, die eine Gruppe um Alexander Kremling unter Leitung von Jan Schildmann in der *Zeitschrift für Palliativmedizin*[53] veröffentlicht hat. In einer mit vier Fallvignetten arbeitenden Online-Umfrage unter 392 Mitgliedern der DGP und ÖPG, davon 75 % ärztlich tätig, zeigte sich, dass nur 49,5 % richtige Antworten gegeben wurden, d. h. Definitionen korrekt auf die Fallvignetten angewandt wurden. Das Autor:innenteam hält fest: »Die insgesamt schlechten Werte hinsichtlich der Anwendung von Definitionen auf Fallszenarien werfen die Frage auf, wie sichergestellt werden kann, dass in der Versorgungspraxis die Fälle, die als Anwendungsbereich von einer Handlungsempfehlung zur Leidenslinderung durch Sedierung avisiert werden, auch als solche erkannt werden.«[54] In der Untersuchung findet sich leider kein Hinweis auf Spiritual Care oder Seelsorge, die Befragung wurde wohl auch nicht unter Einbeziehung von Seelsorgenden durchgeführt. Es lässt sich aber ableiten, dass die präzise Kenntnis von Definitionen von Sedierung und ihre Anwendung auf Situationen auch für Seelsorgende von Bedeutung sind, die an Ethikberatung oder Therapiebesprechungen beteiligt sind. Die Kenntnis der Definitionen ist wichtig, weil manche Begrifflichkeit normative Vorstellungen impliziert, ohne diese explizit zu machen.

Etwas anders geartet im Blick auf Spiritual Care sind Leitlinien zur Behandlung am Lebensende auf Intensivstationen in Skandinavien, die in einem Delphi-Verfahren entwickelt und 2025 veröffentlicht wurden.[55] Zehn Konsensus-Domänen wurden dabei formuliert, um eine kunstgerechte Versorgung am Lebensende zu erreichen. Die dritte dieser Kern-Domänen lautet: »Meeting religious and spiritual needs and the needs of vulnerable patients in the ICU«, die sechste betrifft die »kontinuierliche Sedierung bis zum Lebensende auf der Intensivstation«, sowie die Integration spezialisierter Palliativversorgung (Domäne sieben). Der Zusammenhang der Domänen wird nicht weiter thematisiert, klar ist aber, dass die medizinische Behandlung nicht den spirituellen, religiösen und kulturellen Bedürfnissen der Patient:innen widersprechen darf.

6.2.3 Entlastung

In derselben Ausgabe der *Zeitschrift für Palliativmedizin* ist auch ein Beitrag des österreichischen Palliativmediziners Christoph Gabl publiziert, der sich mit dem Zusammenhang existenziellen Leidens, Verzweiflung und Sterbewünschen befasst. Gabl kann aufzeigen, dass »existenzielles Leid […] von der Hälfte aller Krebspatient*innen in fortgeschrittenem Stadium berichtet«[56] wird. Gabl beschreibt die Komplexität und Vielschichtigkeit existenziellen Leidens und die Kommunikationsformen gegenüber anderen, Familie, Freund:innen, Betreuenden.[57]

53 Vgl. Kremling et al. 2025.
54 Vgl. ebd.
55 Vgl. Darfelt et al. 2025.
56 Vgl. Gabl 2025.
57 Wie Gabl in einem anderen Beitrag ausführt, gehören zu den häufigsten Aspekten, die existenzielles Leid auslösen nach Ansicht der Betreuenden und Behandelnden körperliche

Gabls Analyse stimmt mit einem systematischen Review aus dem Jahr 2018 durch eine belgisch-französische Forschungsgruppe überein, die in ihrer Analyse der vorliegenden Studien zeigen konnten, dass existenzielles und spirituelles Leiden (existential und spiritual distress) neben refraktärer Symptomlast eine Indikation für palliative Sedierung ist.[58] Ein Aspekt aber ist in besonderer Weise wichtig für meine Themenstellung: Gabl hat intensiv zur Bedeutung der wiederholten und dauerhaften Konfrontation mit existenziellem Leiden bei medizinisch-pflegerischem Personal geforscht, durch eine Befragung österreichischer Hospiz- und Palliative Care-Mitarbeitender. Nennenswert viele Mitarbeitende (allesamt palliativ geschult und eingestellt) fühlen sich in der Betreuung von Menschen in tiefer existenzieller Verzweiflung belastet. Sie zeigen Reaktionen und empfehlen Maßnahmen, die das Gegenteil dessen bedeuten, was leidende Menschen brauchen: sie neigen zur Vermeidung von Patientenkontakt und empfehlen häufiger Psychopharmaka oder palliative Sedierung.[59] Maßnahmen, die sich tendenziell palliativer Sedierung annähern, können mitunter nicht nur durch den Leidensdruck der Kranken und Sterbenden begründet sein, sondern sind offenbar manchmal auch Reaktionen aufgrund einer Überforderung der Behandelnden und Betreuenden. Existenzielles Leiden ist kontagiöser Natur, hat appellativen Charakter und verlangt nach Reaktion. Gabl plädiert für gezielte Schulung mit Selbsterfahrungscharakter und Supervision und greift dabei auf Personal, Handlungsformen und Kompetenzen zurück, die in Logotherapie und in Seelsorge eingeübt werden: »Die wichtigste Unterstützung für existenziell Leidende stellt das aktive (reflektierende) Zuhören durch professionelle Vertrauenspersonen dar und das gemeinsame (Aus-)Halten/(Er-)Tragen einer unveränderlichen Situation.«[60] Die Funktion von Spiritual Care ist hier nicht nur die Begleitung der Patient:innen, sondern auch die Begleitung der Teams und ihrer Mitglieder im Umgang mit Ambivalenzen und unlösbaren Situationen.

Die Ergebnisse Gabls werden gestützt durch die Dissertation von Sophie Meesters, die im Rahmen eines größeren Forschungsprojekts zu Sedierung und End of Life unternommen wurde und deren Ergebnisse u. a. 2021 in *BMC Palliative Medicine* veröffentlicht wurden.[61] Meesters und ihr Team führten in ihrer multizentrischen Studie insg. 49 qualitative Leitfaden-Interviews, zu gleichen Teilen in Pflegeeinrichtungen mit hausärztlichen Praxen und in Kliniken. Sie schreibt bezüglich der Intention für die Verabreichung sedierender Medikamente durch ärztliches und pflegerisches Personal in Pflegeheimen und Krankenhäusern in Deutschland: »die Befragten [hoben] insbesondere hervor, was sie nicht erreichen möchten. Durch den Einsatz sedierender Medikamente soll das Leiden der Pati-

Symptome, Kontrollverlust, Ohnmacht, anderen zur Last fallen und Abhängigkeit. Diese führen – im Kategoriensystem der Existenzanalyse – zu einer Zerstörung der Seinsebene der Leidenden: das In-der-Welt-sein-Können ist in Frage gestellt: die Patienten können die Welt und ihre Bedingungen (so) nicht akzeptieren oder ertragen. Sie äußern ihr Erleben aber zumeist als Sinnverlust, Sinnlosigkeit und Leere, vgl. Gabl 2022, 206–208.

58 Rodrigues et al. 2018.

59 Vgl. Gabl 2017, 78.

60 Gabl 2025, 180.

61 Vgl. Meesters et al. 2021.

ent*in reduziert werden, eine Bewusstseinsreduktion ist aber in der Regel nicht beabsichtigt und wurde hauptsächlich als Nebeneffekt wahrgenommen. [...] Während es für die Befragten von großer Bedeutung war, dass sedierende Medikamente nicht zur Ruhigstellung oder Fixierung verwendet werden, erwähnten sie auch, dass die Medikamente möglicherweise zur Beruhigung der Angehörigen und des Teams verwendet werden. Abschließend berichteten die Befragten, dass eine Lebensverkürzung niemals Ziel des Einsatzes sein darf, man einen möglichen lebenszeitverkürzenden Effekt jedoch ab einer gewissen Dosierung in Kauf nehmen muss.«[62] Meesters zitiert eine hausärztliche Person: »So [...] if you inject morphine subcutaneously in the terminal phase in the case of pulmonary oedema, for example, and severe shortness of breath [...] four, five hours later, the patient is dead. Then who can prove to me that I didn't shorten his life? Nevertheless, of course, it is done. Difficult. It's not for entrants.«[63] Die Durchführung gezielt sedierender Maßnahmen, die mit dem Tod des Patienten oder der Patientin verbunden sind, ist für verantwortliche Ärzt:innen keine Routinemaßnahme, sondern kann für das eigene psychische und spirituelle Wohlbefinden belastende Wirkungen haben.

Neben der Belastung von Behandelnden ist die religiös und kulturell bedingte Einstellung von behandelnden Ärzt:innen ein möglicher Faktor im Einsatz von Sedierung oder auch der Ablehnung sedierender Maßnahmen. Eine Untersuchung aus Dänemark aus dem Jahr 2020[64] ist genau dieser Frage nachgegangen. Balslev van Randijk und das Team um Niels Christian Hvidt haben insg. 900 dänische Haus- und Fachärzt:innen mittels eines Questionnaires befragt (Response-Rate knapp zwei Drittel), 76 % waren christlich, konfessionslos ca. 20 %, muslimisch, buddhistisch und Hindu jeweils unter 1 %. Hohe Religiosität der Befragten war positiv korreliert mit der Ablehnung von Sedierung bis zum Tod. Hier bestätigt sich – allerdings nun auf Seiten der Behandelnden – die bereits oben beschriebene Ansicht, dass Bewusstseinsklarheit im Sterbeprozess wegen der erhofften Begegnung mit dem Heiligen oder Gott wichtig sei und nicht getrübt werden sollte. Ob die sich als religiös identifizierenden Behandler:innen aufgrund ihrer eigenen Religiosität den Patient:innen Sedierung nicht als eine Option anbieten, wäre nachzufragen und kritisch zu diskutieren.

6.3 Fazit

In diesem Beitrag habe ich aus meinen eigenen Erfahrungen als Angehöriger und als Seelsorger in einem Palliativzentrum in einer Universitätsklinik drei Aspekte zu ermitteln versucht, die mir im Blick auf die Bedeutung von Spiritualität, Religiosität und Seelsorge für Sedierung am Lebensende wichtig erschienen. Ich habe aus

62 Vgl. Meesters 2022, 23.
63 Vgl. Meesters et al. 2021.
64 Vgl. van Randwijk et al. 2020.

den mir zugänglichen Literaturdatenbanken sowie einer Suche im Katalog der Universitätsbibliothek mit den Stichwortfamilien um ›Sedierung‹, ›Spiritualität‹ und ›Seelsorge‹ versucht, aktuelle Beiträge zu finden. In einigen hoch ›gerankten‹ medizinischen Fachjournals und in deutschsprachigen palliativmedizinischen Publikationen bin ich für jeden der Aspekte fündig geworden.

Spiritualität und Religion spielen in der Frage der Bewusstseinstrübung am Lebensende eine wichtige Rolle, sowohl für Patient:innen als auch für Behandlungsteams. Probleme in der präzisen Begrifflichkeit und die eigene Überlastung durch existenzielle Verzweiflung führen zu einem Einsatz von Sedierung, der nicht in jedem Fall medizinisch indiziert zu sein scheint oder der Patientenautonomie entspricht. Entscheidungsverfahren durch Konsultationen und Teamberatung werden ebenso empfohlen wie Fortbildungsmaßnahmen und Entwicklung von Leitlinien und Behandlungsstandards. Seelsorger:innen sind in diesen Prozessen und für die Teamkultur wichtig, bedürfen aber ebenfalls einer entsprechend guten Aus- und Weiterbildung. Ob Grundkenntnisse in philosophischer und theologischer Ethik ausreichen, steht auf einem anderen Blatt und würde eigener Studien bedürfen.

Literatur zu Kapitel 6

Alt-Epping, B.et al. (2010) Sedierung in der Palliativmedizin – Leitlinie für den Einsatz sedierender Maßnahmen in der Palliativversorgung. European Association for Palliative Care (EAPC) Recommended Framework for the Use of Sedation in Palliative Care, in: *Zeitschrift für Palliativmedizin* 11 (3), 112–122.

Dalle Ave, A. L./Sulmasy D. P. (2025) Does Sedation Affect Patients' Spiritual Experience at the End of Life? An Intersection Between Medicine and Spirituality, in: *Journal of Pain and Symptom Management* 69 (1), e86-e89.

Cassell, E. J. (1991) *The Nature of Suffering and the Goals of Medicine*, Oxford: Oxford University Press.

Cherny, N. I. et al. (2009) European Association for Palliative Care (EAPC) recommended framework for the use of sedation in palliative care, in: *Palliative Medicine* 23 (7), 581–593.

Darfelt, I. S. et al. (2025) Consensus statements on end-of-life care in ICU – A Scandinavian multidisciplinary Delphi study, in: *Acta Anaesthesiologica Scandinavica* 69 (4), e70015. (abgerufen am 15. 10. 2025).

Ellis, C. et al. (2011) Autoethnography: An Overview, in: *Historical Social Research / Historische Sozialforschung* 36 (4), 273–90.

Frommann, N. (2019) Seelsorge unter den Bedingungen eingeschränkter Kommunikation, in: Roser, Traugott (Hrsg.): *Handbuch der Krankenhausseelsorge*, Göttingen: Vandenhoeck & Ruprecht, 256–267.

Frör, P./Frör, W. (2018) *Praxisort Intensivstation. Seelsorge und modern Bewusstseinsforschung im Dialog*, Stuttgart: Kohlhammer.

Gabl, C. (2017) *Existenzielle Leiderfahrung. Anspruch der Linderung durch Palliative Care Teams. Masterarbeit*, Salzburg (unveröffentlichtes Manuskript).

Gabl, C. (2022) »Das Leiden muss ein Ende haben!« Existenzielles Leiden und der Wunsch nach einem raschen Tod – ein belastendes Spannungsfeld für Palliativpatienten, Angehörige und Betreuungspersonen, in: Angelika Feichtner et al. (Hrsg.): *Assistierter Suizid. Hintergründe, Spannungsfelder und Entwicklungen*, Berlin: Springer 2022, 203–216.

Gabl, C. (2025) Existenzielles Leid und Sterbewünsche. 12 wissenswerte Hintergründe, in: *Zeitschrift für Palliativmedizin* 26 (4): 179–181.

Kremling, A. et al. (2025) Sedierung in der Palliativversorgung. Ergebnisse einer Onlinebefragung zum Test der Anwendung von Definitionen auf Fallszenarien unter den Mitgliedern der Deutschen Gesellschaft für Palliativmedizin und der Österreichischen Palliativgesellschaft, in: *Zeitschrift für Palliativmedizin* 26 (4), 197–203.

Leitlinienprogramm Onkologie (2020) *Erweiterte S3-Leitlinie Palliativmedizin für Patienten mit einer nicht heilbaren Krebserkrankung* (Kurzversion 2.2).

Meesters, S.A. (2022) *Challenges and need for support regarding the use of sedative drugs and sedation at the end of life in general palliative care: results from the mixed-methods study SedEoL*, München: Ludwig-Maximilians Universität.

Meesters, S. et al. (2021) »We don't want to sedate him« – A qualitative interview study on intentions when administering sedative drugs at the end of life in nursing homes and hospitals, in: *BMC Palliative Care* 20 (1), 141.

Menzel, K. (2021) Contributing to Local and Civil Society: Explorations for a Context-Sensitive and Public Character of Pastoral Ministry, in: Alexander Unser (Hrsg.): *Religion, Citizenship and Democracy*, Cham: Springer Nature, 55–74.

Nolan, S. (2012) *Spiritual Care at the End of Life. The Chaplain as a ›Hopeful Presence‹*, London: Jessica Kingsley Publishers.

Nolan, S. et al. (2011) Spiritual care in palliative care: Working towards an EAPC task force, in: *European Journal of Palliative Care* 18 (2), 86–89.

Peaceful End Companion LLC (2024): We must realize, https://www.facebook.com/story.php?story_fbid=122120093300293647&id=61558809434045 (abgerufen am 15.10.2025).

Peng-Keller, S. (2017) *Sinnereignisse in Todesnähe: Traum- und Wachvisionen Sterbender und Nahtoderfahrungen im Horizont von Spiritual Care*, Berlin/Boston: Walter de Gruyter.

Rodrigues, P. et al. (2018) Palliative Sedation for Existential Suffering: A Systematic Review of Argument-Based Ethics Literature, in: *Journal of Pain and Symptom Management*, 55 (6), 1577–1590.

Roser, T. (2017) *Spiritual Care. Der Beitrag der Krankenhausseelsorge im Gesundheitswesen*, 2. grundlegend überarbeitete Auflage, Stuttgart: Kohlhammer.

Storms, A. (2024) Warum es uns alle angeht. Anthropologische Grundlegung von Spiritualität, in: Arndt Büssing et al. (Hrsg.): *Spiritual Care & Existential Care interprofessionell. Handbuch spiritueller und existentieller Begleitung in der Gesundheitsversorgung*, Berlin: Springer, 25–40.

Surges, S. M. et al. (2024a) Revised European Association for Palliative Care (EAPC) recommended framework on palliative sedation: An international Delphi study, in: *Palliative Medicine* 38 (2), 213–228.

Surges, S. M. et al. (2024b) Neue Empfehlungen zur palliativen Sedierung, in: *Der Schmerz* 38 (5), 365–373.

Uniklinikum Erlangen: *Dokumentationsvorlagen Palliative Sedierung*, https://www.palliativmedizin.uk-erlangen.de/forschung/downloads/dokumentationsvorlagen-palliative-sedierung (abgerufen am 15.10.2025).

Universität Zürich (2022) Von Wach- und Traumvisionen: Simon Peng-Keller über Sterben als spirituelles Ereignis mit medizinischen Implikationen, https://www.youtube.com/watch?v=xP6MWX0fjds (abgerufen am 15.10.2025).

Van Randwijk, C. B. et al. (2020) Association Between Danish Physicians' Religiosity and Spirituality and Their Attitudes Toward End-of-Life Procedures, in: *Journal of Religion and Health* 59 (5), 2654–2663.

Teil IV Die Frage nach der Patientenwürde

7 Würde bewahren in der Versorgung sedierter Patientinnen und Patienten

Sandra Mai

7.1 Einführung

Die Frage des vorliegenden Bandes, »*Sediert – und dann?*«, ist zunächst eine allgemeine Frage. Um sie zu konkretisieren, können wir fragen, was die Psychologie – ein per se sprechendes Fach – sedierten Patientinnen und Patienten anbieten kann. Was kann noch getan werden, wenn das Bewusstsein eingeschränkt ist? Welche Unterstützung kann es für die begleitenden Angehörigen geben und welche für das Palliative-Care-Team?

Der vorliegende Beitrag versucht sich dieser Frage anzunähern, indem die Möglichkeiten der würdebewahrenden Versorgung in Palliative Care beleuchtet werden. Dabei wird starker Bezug auf das Würdemodel des kanadischen Psychiaters Harvey M. Chochinov und die daraus abgeleiteten Interventionen genommen. Der Beitrag schließt darüber hinaus an die thematische und fachliche Einordnung der therapeutischen Herausforderungen der Beiträge von Gabi Lalotra (▶ Kap. 2) und Ulrike Reinholz (▶ Kap. 1) an. Neben dem Blick auf die Bedeutung des Nicht-Bewusstseins aus seelsorgerischer und ethischer Perspektive, legt dieser Beitrag für die Palliativpsychologie den Schwerpunkt auf den Würdebegriff und die Würdezentrierte Therapie.

7.2 Würdebewahrende Versorgung – Was ist darunter zu verstehen?

Wenn wir von würdebewahrender Versorgung sprechen, kommen wir nicht umhin, den Blick auf den Würdebegriff selbst zu richten. In Deutschland ist der Begriff der Würde im Grundgesetz verankert. Navid Kermani weist in seiner Rede zur Feierstunde »65 Jahre Grundgesetz« eröffnend darauf hin, dass der Würdebegriff im Grundgesetz ein juristisches Paradox impliziert: Etwas, das unantastbar ist, soll mit Gewalt geschützt werden.[65]

65 Kermani 2014: »Mit einem einfachen, auf Anhieb kaum merklichen Paradox - die Würde ist unantastbar und bedarf dennoch des Schutzes - kehrt das Grundgesetz die Prämisse der

Wenn wir diesen Begriff der »Würde« in die Gesundheitsversorgung transportieren und in diesem Bereich an das Lebensende rücken, spiegelt sich dieses juristische Paradox derart wider, als dass mit dem Heranziehen des Begriffs für die eine Seite die Nutzung des Begriffs für die andere Seite nur noch schwer möglich wird.

Dieses Phänomen wird deutlich im Hinblick auf die Situation Sterbender und deren Versorgung: Wir finden hier den Begriff Würde *einerseits* im *Death with Dignity Act* in Oregon (USA),[66] also Sterben *mit* Würde. Dabei geht es um Sterbehilfe im Sinne von Suizidassistenz (Arzt/Ärztin verschreibt tödliches Medikament, i. d. R. Barbiturate) als Weg eines selbstbestimmten Sterbens. *Andererseits* finden wir den Würdebegriff in der palliativen und hospizlichen Begleitkultur in der Grundhaltung des Sterbens *in* Würde. Hier geht es um Hilfe im Sterbeprozess, Symptomlinderung und Begleitung. Der Begriff Würde ist demgemäß von der Palliativmedizin und der Hospizarbeit auszufüllen.

Was verstehen wir persönlich unter Würde? Würde in Krankheit und im Sterben? Würde in körperlicher Versehrtheit? Würde in psychischer Verletztheit? Würde in sozialer Abhängigkeit? Würde im sedierten Bewusstsein?

Schaffen wir mit diesen Fragen die Brücke zur würdebewahrenden Versorgung von sedierten Menschen in der Palliativversorgung oder hospizlichen Einrichtungen. Wenn wir an Patientinnen und Patienten denken, wie definieren wir würdebewahrende Versorgung?

Zunächst einige Grundgedanken und ein wichtiges Model: Ein würdevoller Umgang mit Patientinnen und Patienten in der Gesundheitsversorgung allgemein und in der Palliative Care im Besonderen beschreibt eine grundsätzliche Haltung. Dahinter stehen vor allem anderen unsere (das Handeln) leitenden Werte wie Respekt, Mitgefühl, Empathie, Freundlichkeit und Achtsamkeit.

Analog zum Homo-Mensura-Satz von Protagoras[67] kann Würde dabei durchaus als Maß allen Handelns in der Versorgung sedierter Patientinnen und Patienten betrachtet werden. Die Herausforderungen, die sich daraus ergeben, liegen auf der Hand: Die Definition von Würde einerseits sowie andererseits die extrem eingeschränkte Kommunikation bei sedierten Patientinnen und Patienten. Beide Herausforderungen beleuchten wir im Folgenden etwas näher.

Es ist keine neue Erkenntnis: Die Definition von Würde oder dem Würdeempfinden ist subjektiv. Was der eine als würdeverletzend empfindet, ist dem anderen nicht einen Gedanken wert. Was die andere als würdestärkend empfindet, ist der anderen noch nie in den Sinn gekommen. Und doch gibt es einen minimalen Konsens, zu dem Einigkeit herrscht: Wir stellen *nicht* in Frage, dass die Würde eines Menschen unabhängig von dem Gesundheitsstatus, unabhängig von

vorherigen deutschen Verfassungen ins Gegenteil um und erklärt den Staat statt zum Telos nunmehr zum Diener der Menschen, und zwar grundsätzlich aller Menschen, der Menschlichkeit im emphatischen Sinn.«

66 Vgl. Oregon Death with Dignity Act 1997; vgl. dazu auch Claud et al. 2024.

67 Der dem Philosophen Protagoras zugeschriebene Mensch-Maß-Satz ist mit folgendem Zitat im Metzler Lexikon Philosophie zu finden: »Der Mensch ist das Maß aller Dinge, der seienden, daß sie sind, der nicht-seienden, daß sie nicht sind«, eine Interpretation ist die »subjektivistische Erkenntnis im Sinne eines nicht objektivierbaren Wissens«, Prechtl/Burkard 2008.

der Leistungsfähigkeit, unabhängig von der Symptomlast und unabhängig von dem Bewusstseinszustand gilt. Das Grundrecht auf Würde gilt. Das ist die Sicht der Behandlerinnen und Behandler, der Therapeutinnen und Therapeuten, der Pflegekräfte, der Mitglieder des multiprofessionellen Teams in der Palliative Care.

Und auch Patientinnen und Patienten, die sich in einer Phase schwerster unheilbarer Erkrankung befinden, haben zu das Würdeempfinden beeinflussenden Themen grundlegende Übereinstimmungen. Im Jahr 2002 wurden 50 Patientinnen und Patienten mit einer unheilbaren, fortgeschrittenen Krebserkrankung von der Arbeitsgruppe um Professor Harvey Chochinov befragt, was sie in ihrer Lebenssituation unter Würde verstehen. Die Antworten wurden inhaltsanalytisch ausgewertet und in dem sogenannten Würdemodel dargestellt.[68]

In diesem Model werden zunächst die *krankheitsspezifischen Belange* genannt. Diese wirken unmittelbar auf den Patienten oder die Patientin. Die Auswirkungen einer Erkrankung sind es schließlich, die zu einer Sedierung führen können. Der oder die Sedierte soll abgeschirmt[69] werden von diesen Auswirkungen, den Symptomen wie Schmerzen, Luftnot, Übelkeit oder existenziellem Leid. So ist es nicht verwunderlich, dass Sterbehilfeorganisationen oder Organisationen, die die Tötung auf Verlangen befürworten, das Narrativ »Sterben *mit* Würde« heranziehen. Leiden (an Symptomen) hat offensichtlich etwas mit einer Verletzung der Würde zu tun.

Zugleich findet sich in krankheitsspezifischen Belangen auch die medizinische Ungewissheit wieder: Wo geht der Weg hin? Wie ist dieser Weg des Sterbens zu bewältigen? Das sind nicht nur medizinische Fragen; sie sind darüber hinaus spiritueller, sozialer und psychologischer Natur. Deshalb ist einerseits Sedierung am Lebensende eben auch bei existenziellem Leid eine therapeutische Maßnahme zur Linderung des Leidens. Und andererseits liegt es an uns, auf dem Weg des Sterbens durch Kommunikation Ängsten zu begegnen und beruhigend zu wirken. So berichtet Kathryn Mannix in ihrem Buch »With the End in Mind« beispielsweise eindrücklich von den Erfahrungen mit Sterbenden, die im Verlauf Ihres Sterbens in das Nicht-Bewusstsein (unconsciousness) gleiten.[70]

Besonders der Bericht über die Patientin Sabine,[71] die Angst vor dem Sterbeprozess hatte, verdeutlicht die Wirkmacht eines guten Gesprächs. Auf Nachfrage des behandelnden Arztes wurde klar, worauf die überbordende Angst der Patientin gründete: Sabine hat im Zweiten Weltkrieg mit angesehen, wie eine Frau an ihren Schussverletzungen gestorben ist. Kathryn Mannix schildert weiter, wie der Arzt seine Erfahrungen mit Patienten in ihrer Situation/mit ihrer Erkrankung an Sabine weitergab. Sinngemäß zusammengefasst und stark gekürzt, ohne die Zwischenfragen der Patientin, könnte das ungefähr so geklungen haben: »Liebe Sabine, lassen Sie uns über Ihre Erkrankung sprechen. Sollten Sie Schmerzen bekommen, werden wir Ihnen helfen, die Schmerzen erträglich zu halten. Ich habe oft erlebt, dass die Erkrankung in der Regel zu Müdigkeit führt, Sie also immer müder wer-

68 Vgl. Chochinov et al. 2002a.
69 Vgl. hierzu auch den Beitrag von Anton Baier in diesem Band (▶ Kap. 5).
70 Vgl. Mannix 2022.
71 Vgl. ebd. 19–26.

den, die Erkrankung Ihnen die Energie nimmt. Haben Sie das bei sich schon bemerken können? Möchten Sie mehr hören? Im Verlauf werden die Menschen müder, sie schlafen viel und oft, gegebenenfalls auch tagsüber, in den letzten Lebenstagen bis hin zur Bewusstlosigkeit. Dann verändert sich die Atmung. Manchmal tief und langsam, sehr sanft verlangsamt sich die Atmung und stoppt dann sachte. Keine plötzlichen Schmerzattacken, kein Gefühl des Schwindens, keine Panik. Nur sehr, sehr friedvoll ...« Die Patientin habe daraufhin die Augen geschlossen, sich entspannt zurückgelehnt und sich bedankt.

Was können wir daraus für unser Tun ableiten? Es liegt in unserer Verantwortung, die Narrative über das Sterben zu überprüfen, unsere Sprache zu hinterfragen, die Bilder zeichnet, die ängstigen und eben – das ist die Chance – auch Ängste nehmen können. Dafür müssen auch wir angstfrei sein, offen und behutsam zu besprechen, was zu besprechen ist.

Im Würdemodel wird zudem das *Inventar sozialer Würde* genannt. In diesem wird deutlich, wie das Umfeld auf das Würdeempfinden einwirken kann. An dieser Stelle möchte ich betonen, dass es unabdingbar ist, sich immer wieder bewusst zu machen, dass die Person, die wir versorgen und begleiten, unfreiwillig in die Rolle Patientin oder Patient gekommen ist. Sie ist die Mutter, der Sohn, die Kommunalpolitikerin, die Fachverkäuferin, der Bankangestellte, der Lehrer, der ehrenamtliche Fußballtrainer, die ehrenamtliche Alltagsbegleiterin, die Freundin, der Nachbar. Wann immer im Gesundheitswesen und einem Versorgungsgeschehen Menschen aufeinandertreffen, ist eine dieser Personen in der Position, Hilfe, Unterstützung und Versorgung zu benötigen. Die Erkrankung bedingt diese Position und die Rolle Patient/Patientin ist eine notgedrungene Rolle. In unserer jeweiligen Rolle im multiprofessionellen Team lernen wir diesen Menschen in der Rolle der Patientin oder des Patienten kennen. Wir sind es somit auch, die folglich verantwortlich sind für Empathie, Respekt, Freundlichkeit, Mitgefühl und den achtsamen und würdebewahrenden Umgang.

Seit 2012 wurde mir keine neuere Arbeit zum Würdeverständnis von Patientinnen und Patienten in der hospizlichen oder der palliativmedizinischen Begleitung bekannt.

7.3 Wie können wir konkret die würdebewahrenden und stärkenden Werte vermitteln?

Chochinov beschreibt es als das ABCD der würdebewahrenden Versorgung (im Original »Dignity-Conserving Care«).[72] Die darin beschriebenen Ideen betreffen in

72 Vgl. Chochinov 2002b. Vgl. zum Folgenden auch die Darstellung des ABCDs der wür-

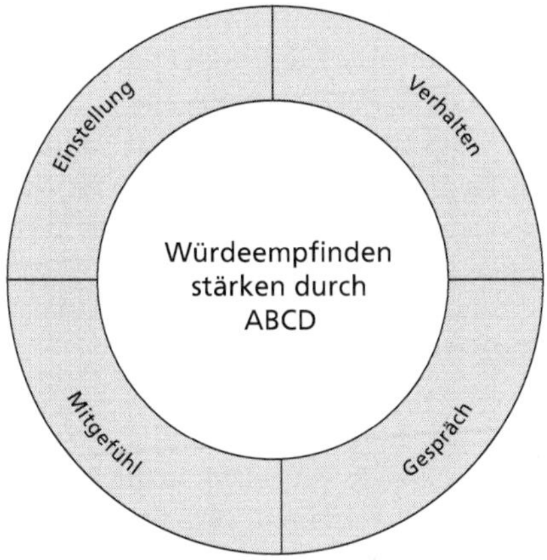

Abb. 7.1: Das Würdeempfinden stärken durch ABCD

erster Linie das multiprofessionelle Behandlungsteam und sollten deshalb auch – oder viel mehr noch *erst recht* – bei kommunikativ eingeschränkten Patienten und Patientinnen zur Anwendung kommen (▶ Abb. 7.1).

Das wird bereits im A für »Attitude« deutlich. »Attitude« steht hier für die eigene *Einstellung*. Die Einstellung der Versorgenden hat einen Einfluss auf das subjektive Würdeempfinden der Patientinnen und Patienten. Mit welchen Vorannahmen gehen wir auf sie zu? Sind wir frei von Einflüssen wie z. B. der äußeren Erscheinung einer Person? So könnte auf kachektische oder sehr gepflegte Patientinnen oder Patienten mit Namenstiteln und bekannter Familiengeschichte anders reagiert werden als auf durch Kortison und Einlagerungen aufgeschwemmte Patientinnen oder von Armut und sozialer Ausgrenzung betroffene Patienten. Was könnte das Hilfeverhalten triggern und was stößt vielleicht Vorurteile an?

Unsere Haltung und unsere Einstellung sind subjektiv und aus unseren Lebens- und Lernerfahrungen entstanden. Diese bewusst zu reflektieren ist wichtig, um mit Achtsamkeit in die Begegnung mit Patienten und Patientinnen gehen zu können. Das mag für uns in der Palliativversorgung und Hospizarbeit Tätigen selbstverständlich klingen. Aber gerade deshalb sollten wir nicht in eine Hybris verfallen, sondern uns selbst immer folgende Fragen zur Reflexion stellen, die Chochinov zusammengefasst hat:[73]

Wie würde ich mich in der Situation des Patienten fühlen? Wie beeinflusst meine Einstellung den Patienten? Könnte meine Einstellung zu dieser Person etwas mit meinen eigenen Erfahrungen, meinen Ängsten oder Befürchtungen zu tun haben?

Die Liste der Fragen könnten wir ergänzen: Was würde mir guttun? Ist es auch das, was der Patientin guttun würde? Wo habe ich ähnliche Gefühle erlebt? Welchem Impuls gebe ich nach? Ist es hilfreich?

---

debewahrenden Versorgung auf der Website der Deutsche Gesellschaft für Patientenwürde.

73 Vgl. Chochinov 2007.

So selbstverständlich diese Fragen für uns Versorgende auch sein mögen, so immens wichtig sind sie, sowohl für uns in unserer täglichen Arbeit mit den Patientinnen und Patienten als auch für unsere kollegiale Zusammenarbeit in den multiprofessionellen Teams. So mag es uns gelingen, miteinander würdestärkend unsere Zusammenarbeit zu gestalten und Würde in der Praxis zu einem gelebten Wert zu machen.

An unsere Einstellungen knüpft Punkt B an, unser *Verhalten* (engl. »behavior«). Geben wir unseren Vorannahmen den Raum sie zu prüfen, indem wir freundlich und mitfühlend auftreten, so spiegelt sich dies in unserem Verhalten wider. Wir können mit kleinen Gesten versuchen, unsere Wertschätzung und unseren Respekt gegenüber dem anderen auszudrücken. In der Begegnung mit sedierten Patientinnen und Patienten kann diesem Verhalten nicht genug Beachtung geschenkt werden. Die Patientinnen und Patienten vertrauen darauf, dass ihnen die Behandlung widerfährt, die sie bei Bewusstsein kennengelernt haben. Sie vertrauen darauf, dass ihre Würde auch dann geachtet wird, wenn sie nicht mehr bei Bewusstsein sind. Es wird darum Patientinnen und Patienten geben, die erst nach der Erfahrung eines respektvollen und wertschätzenden Umgangs überhaupt einer palliativen Sedierung zustimmen können.

Wenn wir C, *Mitgefühl* (engl. »compassion«), spüren, dann wird es uns gelingen, unser Verhalten (B) so zu regulieren und die Versorgung so zu gestalten, wie es dem Patienten oder der Patientin guttut. Das Mitgefühl ist dabei der Schlüssel zu einer würdebewahrenden Versorgung. Allein im Wort Mitgefühl wird ausgedrückt, um was es geht: um das Einfühlen, um Gefühle. Das mag im medizinisch-wissenschaftlichen Kontext herausfordernd anmuten. Und doch: Neben den verbal-kommunikativen Möglichkeiten sind es die Gefühle, die Beachtung finden sollten. In der Regel liegt der gedankliche Fokus bei den Gefühlen der Patientinnen und Patienten oder den Gefühlen der Angehörigen. Es geht aber darüber hinaus auch um die Gefühle der professionell Versorgenden. Gerade in der Begleitung von Menschen, mit denen die Entscheidung zur Sedierung getroffen wurde – wir können eindrückliche Beispiele aus der Pflege im Beitrag von Gabi Lalotra lesen (▶ Kap. 2) –, spielen eigene, zu reflektierende Gefühle eine Rolle. Diese Gefühle können ihren Ursprung haben in der Grundhaltung von Fürsorge und Respekt, oder aber auch Unverständnis ausdrücken. So können Gefühle auftauchen wie Erleichterung, Zuneigung oder auch Wut oder Angst. Der kontextuelle Rahmen der Begleitung einer sedierten Person in der Palliativversorgung ist immer ein institutioneller Rahmen.

Schließlich vervollständigt das D – für Dialog – das Quartett der würdebewahrenden Behandlung. Die verbalen Botschaften verstummen nicht, sobald der palliativ sedierte Mensch verbal verstummt ist. Beim Eintreten in das Zimmer wird die Person sanft gegrüßt, mit ihrem Namen angesprochen und somit wertgeschätzt als die, die sie *ist.* Wir können uns vorher nochmals erinnern, wie der Name ausgesprochen wird. Herr Müller kommt aus dem Elsass – da wird aus dem Deutsch gesprochenen Müller ein mit französischem Akzent gesprochenes Müllér – mit geschlossenem, langen ›e‹. Das Ansprechen mit dem Namen drückt eine Würdigung der Person aus, z.B. auch, wenn Titel mitgenannt werden. *Das Sein endet ausdrücklich nicht mit dem Nicht-Bewusst-Sein.* Im Verlauf einer Sedierung muss daher nicht die psychologische Begleitung enden, nur weil kein sprachlicher Austausch mehr möglich ist. Palliativpsychologen und -psychologinnen sind weiterhin für die Person und deren Angehörigen da. So kann im Zimmer auf eine ruhige Atmosphäre geachtet werden oder eine Traumreise/Entspannungsübung angeleitet werden, sofern diese zuvor mit dem Patienten oder der Patientin bereits erprobt ist und diese zur Beruhigung beigetragen hat. Je nach Tiefe der Sedierung ist es möglich, eine Veränderung im Grad der Entspannung wahrzunehmen oder eine positive Reaktion zu beobachten.

Die Ausführungen zum Würdemodel abschließend möchte ich noch den Fokus auf die würdebewahrenden Perspektiven – gewissermaßen die den Patientinnen und Patienten innewohnenden Ressourcen – legen. Zwischen den beiden eben genannten Säulen im Würdemodel steht das *Würdebewahrende Repertoire.* Im besten Fall ist es dem Patienten oder der Patientin im Vorhinein der Sedierung mit einer Intervention wie beispielsweise der Würdezentrierten Therapie gelungen, den Blick auf die eigene Existenz, das eigene Sein, sich selbst so zu fokussieren, dass die Selbstkontinuität und die Generativität zu Sinnhaftigkeit führen konnten. Im allerbesten Fall ist dem Patienten oder der Patientin im Vorhinein der Sedierung der würdebewahrende Blick auf sich selbst gar nicht erst verloren gegangen. Dieser würdebewahrende Blick kann wie ein Stoßdämpfer wirken gegen die Faktoren, die potenziell das Würdeempfinden schwächen könnten.

7.4 Würdezentrierte Therapie

Mit der Würdezentrierten Therapie[74] gibt es eine Kurzintervention, die es möglich machen kann, einige der würdebewahrenden Ressourcen der Patientinnen und Patienten zu stärken. Die Würdezentrierte Therapie zielt darauf ab, am Lebensende das Gefühl von Bedeutung und Sinnhaftigkeit des eigenen Lebens zu stärken. Es geht um Aufrechterhaltung von Rollen, es geht um Stolz, um wichtige Erinnerungen und Ereignisse und auch um Hinterlassenschaft. Daher ist die Würdezentrierte Therapie ebenso von erheblichem Einfluss auf die Angehörigen.

Wie läuft die Kurzintervention ab? Die Therapeutin oder der Therapeut stellt die Intervention gegenüber der erkrankten Person vor (Ablauf, Empfänger oder Empfängerin), klärt aufkommende Fragen und vereinbart einen Folgetermin. Zu diesem findet ein halbstrukturiertes Interview statt, das mittels Audiorekorder aufgezeichnet wird. Die zur Verfügung stehenden Fragen werden nicht alle genutzt, der Einstieg sollte jedoch mit der ersten Frage beginnen.

74 Vgl. Chochinov 2017.

- *Erzählen Sie mir ein wenig aus Ihrer Lebensgeschichte; insbesondere über die Zeiten, die Sie am besten in Erinnerung haben oder die für Sie am wichtigsten sind. Wann haben Sie sich besonders lebendig gefühlt?*
- *Gibt es besondere Dinge, von denen Sie möchten, dass Ihre Familie sie in Erinnerung behält?*
- *Was sind die wichtigsten Aufgabenbereiche, die Sie in Ihrem Leben eingenommen haben (in der Familie, im Beruf, im Sozialleben etc.)?*
- *Was sind Ihre wichtigsten Leistungen, worauf sind Sie besonders stolz?*
- *Was sind Ihre Hoffnungen und Träume für die Menschen, die Ihnen am Herzen liegen?*
- *Was haben Sie über das Leben gelernt, das Sie gerne an andere weitergeben möchten?*
- *Gibt es Worte oder vielleicht sogar konkrete Empfehlungen, die Sie Ihrer Familie mitgeben möchten, um sie für die Zukunft vorzubereiten?*

Die Audioaufnahme wird transkribiert und von der Therapeutin editiert. Das Leseexemplar wird dem Patienten oder der Patientin in einer nächsten Sitzung vorgelesen. Dabei ist das Hören des eigenen Narrativs, der Emotionen, der kostbaren Erinnerungen ein wertvolles therapeutisches Instrument zur Verbindung mit dem Selbst und der Stärkung der Ich-Integrität. Aus dem Dokument, das an dieser Stelle auch noch korrigiert und ergänzt werden kann, wird ein Generativitätsdokument mit Deckblatt und Bindung erstellt. Dieses kann dann an Angehörige weitergegeben werden. Der Patient/die Patientin hat etwas geschaffen, das bleiben wird.

Gerade in den Gesprächen *mit* Schwerstkranken und Sterbenden im Rahmen der Würdezentrierten Therapie wird so deutlich, was im »*über* sie reden« verloren gehen kann. Sie sind eben zuallererst Lebende. Und wir Lebende sind eben auch Sterbende. Wir wissen aus einigen Situationen sicher selbst: Mit uns entgegengebrachtem Respekt, Freundlichkeit und Mitgefühl lebt es sich etwas leichter. Dies birgt das Potenzial, eine Situation zu ertragen, die von viel Unsicherheit geprägt ist und die viele Ängste mit sich bringt.

Bevor wir zum Ende dieses Beitrags kommen, ist es unerlässlich, den palliativpsychologischen Blick auf das Familiensystem der Patientinnen und Patienten und somit deren Angehörigen zu richten. In der deutschen Übersetzung der WHO-Definition von Palliative Care liest sich dieses Augenmerk wie folgt: »Palliativmedizin/Palliative Care ist ein Ansatz zur Verbesserung der Lebensqualität von Patienten und ihren Familien, die mit Problemen konfrontiert sind, welche mit einer lebensbedrohlichen Erkrankung einhergehen. [...] Palliativmedizin:

- ermöglicht Linderung von Schmerzen und anderen belastenden Symptomen [...]
- bietet Angehörigen Unterstützung während der Erkrankung des Patienten und in der Trauerzeit
- beruht auf einem Teamansatz, um den Bedürfnissen der Patienten und ihrer Familien zu begegnen, auch durch Beratung in der Trauerzeit, falls notwendig [...]«.[75]

75 WHO 2002.

In einem systematischen Review von Locatelli et al. von 2025, das über 40 Studien hinweg insgesamt 1.062 Angehörige betrachtet, stachen diesbezüglich vier Themen besonders hervor:

1. Entscheidungsfindung,
2. Einstellung und emotionale Anpassung,
3. Sedierung vs. ärztlich assistierter Suizid und
4. kommunikative Herausforderungen.[76]

Auf die Punkte 2 bis 4 sei der Blick hier gelenkt.

Zu 2. Einstellung und emotionale Anpassung: Die meisten Angehörigen betrachten eine kontinuierliche tiefe Sedierung am Ende des Lebens als Beitrag zu einem »guten Sterben« oder einem »würdevollen Tod«. Sie verbinden damit reduziertes Leiden, die Möglichkeit, sich auf den Tod vorzubereiten und sich in die Pflege einbringen zu können. Es bleiben aber auch Bedenken über mögliches – nicht sichtbares – Leid unter der Sedierung oder auch über ein beschleunigtes Versterben durch die kontinuierliche tiefe Sedierung.

Zu 3. Sedierung vs. ärztlich assistierter Suizid: Wenn die kontinuierliche tiefe Sedierung am Lebensende eingesetzt wird, um existentielles Leiden zu lindern, oder wenn sie bei Patientinnen und Patienten mit einer etwas längeren Lebenserwartung eingesetzt wird, wird die Sedierung eher mit dem Gedanken an ärztlich assistierten Suizid assoziiert. Die Studie zeigt auch, dass die kontinuierliche tiefe Sedierung aus diesem Grund eher vermieden wird. Prinzipiell wird die Form der Sedierung aber als emotional besser zu bewältigen eingeschätzt als der ärztlich assistierte Suizid.

Zu 4. kommunikative Herausforderungen: Angehörige beschreiben regelmäßig ihre Unzufriedenheit mit der fehlenden Klarheit der Informationen, insbesondere zur Prognose und der Ratio für die Sedierung. Insbesondere Pflegekräfte beschreiben die Gespräche mit der Familie als essenziell, um Vertrauen aufzubauen. Gute Kommunikationsstrategien könnten sein: frühe Vorbereitung des Gesprächs, die Wahrnehmungen, Einstellungen und Gedanken der Patientinnen/Patienten und ihrer Familien zu erfragen sowie die Einbindung der Angehörigen in die Entscheidungsfindung.

Gerade hier ist auch die Psychologie wieder als Disziplin gefragt, um Familiengespräche zu begleiten, Meinungen, Bedenken und Ängste zu erfragen und in Einzelgesprächen ggf. auch zu hinterfragen.

76 Vgl. Locatelli et al. 2025.

7.5 Zusammenfassung

1. Bedeutung der Würde in der Palliative Care

Das Würdeempfinden eines Patienten/einer Patientin umfasst Aspekte wie Respekt, Autonomie, Ich-Integrität und die Anerkennung der Individualität. Gerade in der Palliative Care, wenn Patienten und Patientinnen schwer krank sind und möglicherweise sediert werden, ist es essenziell, dieses Würdeempfinden zu bewahren, um ihr psychisches Wohlbefinden über Sinnstiftung und identitätsbildende Therapien wie z. B. die Würdezentrierte Therapie zu fördern.

2. Herausforderungen bei sedierten Patienten

Die Sedierung führt dazu, dass Patientinnen und Patienten nicht mehr aktiv an Gesprächen teilnehmen oder ihre Umgebung kaum wahrnehmen. Dies kann im Vorfeld einer Sedierung Gefühle von Ohnmacht, Kontrollverlust und Identitätsverlust verstärken. Es besteht die Gefahr, dass sich Patientinnen oder Patienten entmachtet fühlen, was ihre psychische Gesundheit beeinträchtigen kann.

3. Strategien zur Wahrung des Würdeempfindens

- *Es fängt bei uns an:* Einstellung, Verhalten, Mitgefühl, Gespräch (das ABCD der würdebewahrenden Versorgung).[77]
- *Einbindung in Entscheidungen:* Im Vorfeld und auch unter der Sedierung sollte das medizinische Personal, soweit möglich, zuvor geäußerte Wünsche der Patientin/des Patienten und mit ihr/ihm besprochene Entscheidungen berücksichtigen. Das kann durch Gesprächsprotokolle oder durch Dokumente wie Patientenverfügungen sichergestellt werden.
- *Persönliche Gegenstände und Rituale:* Das Platzieren vertrauter Gegenstände (z. B. Fotos, Lieblingsdecke) im Umfeld kann den Patienten und Patientinnen und deren Angehörigen ein Gefühl von Kontinuität und Individualität geben. Ebenso können kleine Rituale, wie das Singen eines Liedes oder das Vorlesen einer Geschichte, die eingeübte Traumreise oder ein Ausschnitt aus dem Generativitätsdokument die Verbindung zur eigenen Identität stärken.
- *Kommunikation auf Augenhöhe:* Auch wenn die Person sediert ist, sollte das Palliative-Care-Team sie respektvoll ansprechen, ihre Hand halten oder auf eine andere Weise Kontakt halten, um Wertschätzung zum Ausdruck zu bringen und ihr das Gefühl zu vermitteln, an der Interaktion teilzuhaben.

77 Vgl. Chochinov 2007.

4. Beispiele aus der Praxis

Ist eine Patientin stark sediert, aber noch in der Lage, durch Blickkontakt oder kleine Bewegungen zu signalisieren, dass sie bestimmte Musik oder eine vertraute Stimme erkennt? Das Pflegepersonal kann dann regelmäßig leise Musik – zum Beispiel den ›Song of Life‹[78] – spielen, die die Patientin mochte, oder Familienmitglieder bitten, kurze Nachrichten oder Lieder zu hinterlassen. Diese Maßnahmen sollen dabei helfen, die Verbindung zur Identität der sedierten Person aufrechtzuerhalten und darüber die Ich-Integrität und das Würdeempfinden zu schützen. Ebenso kann die Würdezentrierte Therapie im Vorfeld eine Intervention sein, die Patientinnen und Patienten vermittelt, dass etwas von ihnen bleibt. Somit wird der Aspekt der Generativität berührt und das im sogenannten Würdemodel aufgenommene Thema der Sorgen hinsichtlich der Zeit nach dem Tod.[79]

5. Psychologische Unterstützung

Palliativpsychologen können Angehörige und Pflegepersonal begleiten und mit ihnen gemeinsam überlegen, wie sie das individuelle Würdeempfinden des Patienten/der Patientin durch respektvolle Kommunikation und empathisches Verhalten bewahren können. Auch die Begleitung bei Gesprächen mit den Angehörigen ist ein wichtiger Bestandteil ebenso wie sinnstiftende Therapieansätze.

Literatur zu Kapitel 7

Chochinov, Harvey M. (2002b): Dignity-Conserving Care – A New Model For Palliative Care. Helping The Patient Feel Valued, in: *JAMA* 287 (17), 2253–2260.

Chochinov, Harvey M. (2007): Dignity and the essence of medicine: the A, B, C, and D of dignity conserving care, in: *BMJ* 335 (7612),184–187.

Chochinov, Harvey M. (2017): *Würdezentrierte Therapie. Was bleibt – Erinnerungen am Ende des Lebens,* übersetzt von Sandra S. Mai, Göttingen.

Chochinov, Harvey M. et al. (2002a): Dignity in the terminally ill: a developing empirical model in: *Social Science & Medicine* 54 (3), 433–443.

Deutsche Gesellschaft für Patientenwürde, Das ABCD würdebewahrender Versorgung, https://www.patientenwuerde.de/ich-arbeite-in-gesundheitswesen/das-abcd-in-der-versorgung (abgerufen am 15.10.2025).

Kermani, Navid (2014): Rede zur Feierstunde »65 Jahre Grundgesetz«, https://www.bundestag.de/webarchiv/textarchiv/2014/280688-280688 (abgerufen am 15.10.2025).

Locatelli Marie et al. (2025): Deep Continuous Sedation Until Death and Experience of Relatives and Healthcare Providers: A Systematic Review, in: *Journal of Pain and Symptom Management*, 69 (6), e773-e787.

Mannix, Kathryn (2022): *With the End in Mind*, London: Verlag William Collins.

78 Vgl. Warth et al. 2021.
79 Vgl. Chochinov 2002b.

Prechtl, Peter/Burkard, Franz-Peter (2008): *Metzler Lexikon Philosophie. Begriffe und Definitionen*, Stuttgart: J.B. Metzler.

Regnard, Claud et al. (2024): Oregon Death with Dignity Act access: 25 year analysis, in: *BMJ Supportive & Palliative Care* 14 (4), 455–461.

The Oregon Death with Dignity Act (1997), https://www.oregon.gov/oha/PH/PROVIDERPARTNERRESOURCES/EVALUATIONRESEARCH/DEATHWITHDIGNITYACT/Documents/statute.pdf (abgerufen am 15. 10. 2025).

Warth, Marco et al. (2021): »Song of Life«: Results of a multicenter randomized trial on the effects of biographical music therapy in palliative care, in: *Palliative Medicine* 35 (6), 1126–1136.

WHO Definition of Palliative Care 2002, Deutsche Übersetzung, https://www.dgpalliativmedizin.de/images/stories/WHO_Definition_2002_Palliative_Care_englisch-deutsch.pdf (abgerufen am 15. 10. 2025).

8 Praktiken der Subjektivierung und der Würde am Lebensende

Thorsten Moos

8.1 Zur Ethik des Umgangs mit sedierten Menschen

Menschen sind nicht nur Körper, sondern sie sind auch Subjekte. Mit dem Subjektsein verbinden wir in der Regel insbesondere ein Wachbewusstsein und die dadurch bedingten Fähigkeiten der aktualen Selbstbestimmung und der sprachlichen Kommunikation – also das, was einem palliativ sedierten Menschen in seiner aktuellen Situation fehlt. Die palliative Sedierung[80] affiziert also potenziell das Subjektsein eines Menschen. Das ist relevant für die Frage nach der Würde palliativ sedierter Menschen. Denn der Leitbegriff der Würde bezeichnet im Anschluss an Immanuel Kant den Achtungsanspruch des Subjektcharakters eines Menschen,[81] und wenn dieser Subjektcharakter in der Grenzsituation der palliativen Sedierung fraglich wird, so wird auch fraglich, was es heißt, die Würde dieses Menschen zu wahren. Dem will ich mich im Folgenden aus ethischer Perspektive widmen.

Der Begriff der Würde scheint mir für eine ethische Betrachtung zum Umgang mit sedierten Menschen schon deswegen besonders geeignet, weil er die hier vorausgesetzte Situation einer bereits bestehenden palliativen Sedierung verbindet mit der Zeit zuvor, in der die Entscheidung zu fällen war, ob eine palliative Sedierung vorgenommen werden soll oder nicht.[82] In beiden Fällen handelt es sich um menschliche Grenzsituationen, in denen die Achtung der Würde des Menschen rechtlich wie moralisch in besonderer Weise gefordert ist.

Auch wenn Kants Begriff der Würde im Folgenden vorausgesetzt wird, soll es hier doch nicht um eine transzendentalphilosophische Analyse von Würde gehen. Vielmehr will ich nach der sozialen Wirklichkeit von Subjektsein und Würde fragen. Auf welche Weise ist ein palliativ sedierter Mensch Subjekt, und was heißt Achtung dieses Subjektseins konkret? Näherhin will ich untersuchen, wie das Subjektsein eines Menschen im Umfeld des Sterbeprozesses phänomenal in Erscheinung tritt (▶ Kap. 8.2) und wie die sozialen Praktiken des Umgangs aussehen sollten, die dieses Subjektsein in angemessener Weise respektieren (▶ Kap. 8.3). Dabei vertrete ich die These, dass der Umgang mit sedierten Menschen grundsätzlich nicht wesentlich andere Herausforderungen mit sich bringt als der Um-

80 Zum Begriff der palliativen Sedierung vgl. Surges et al. 2024.
81 Vgl. Kants Überlegung in der Metaphysik der Sitten, Kant 1785/1974, 77 ff.
82 »Während der gezielten Sedierung ist derselbe würdige Umgang mit der Patientin/dem Patienten aufrechtzuerhalten wie vor der Sedierung.« (SedPall 2021, 35). Zum Begriff der Würde in der Entscheidung zur Sedierung vgl. Ziegler 2023.

gang mit Menschen im perimortalen Bereich, also im Umfeld des Sterbens und des Todes, im Allgemeinen. Allerdings ist das phänomenale Subjektsein Sterbender so komplex verfasst und die Praktiken der Achtung dieses Subjektseins – im Folgenden als Würdepraktiken bezeichnet – so voraussetzungsvoll, dass diese Herausforderungen doch erheblich sind (▶ Kap. 8.4). Jedenfalls ist die Bezeichnung der tiefen Sedierung als »sozialer Tod«[83] phänomenal wie praktisch unterkomplex, insofern ein sedierter Mensch durchaus als Subjekt in soziale Praktiken eingebunden ist. Allenfalls handelt es sich um ein *soziales Sterben* in doppelter Hinsicht: um einen im eminenten Sinne sozialen Prozess des Heraustretens eines menschlichen Subjekts aus der Sozialität. Insofern steht mit der Achtung der Würde sedierter Menschen auch die Achtung der Würde der Begleitenden auf dem Spiel (▶ Kap. 8.5).

8.2 Phänomenales Subjektsein palliativ sedierter Menschen

Für das phänomenale Subjektsein von Menschen in der Nähe des Todes gilt dreierlei. Erstens ist es *gefährdet:* Wesentliche Momente des Subjektseins treten zurück oder verlöschen ganz. Zugleich wird dieses Subjektsein zweitens in solchen Situationen oftmals in spezifischer Weise betont und verteidigt, also *behauptet.* Drittens gibt es Phänomene des Subjektseins, die sich auch in der Sterbesituation und noch über den Todeszeitpunkt hinaus als *kontinuierlich* zeigen.[84] Auch im Fall einer palliativen Sedierung ist das Subjektsein eines Menschen mithin nicht einfach verschwunden (ansonsten gäbe es kein Problem mit der Würde, weil etwas, das kein Subjekt ist, auch nicht in seiner Würde verletzt werden kann). Auch in einer palliativen Sedierung zeigt sich die komplexe Phänomenalität des Subjektseins zwischen Gefährdung, Behauptung und Kontinuität. Das will ich im Folgenden anhand von drei wesentlichen Dimensionen des Subjektseins entfalten.[85]

(1) Es gehört zur *vitalen* Dimension menschlichen Subjektseins, einen lebendigen, einigermaßen integrierten Leibkörper zu haben, sich zum eigenen Erleben verhalten – und das heißt auch: leiden – zu können sowie Zukunft zu haben. Diese Vitalität ist in Todesnähe *gefährdet.* Der Leibkörper droht, etwa aufgrund von Krankheit, seine Funktionalität zu verlieren und damit zu desintegrieren, was seine Zukunft bedroht. Auch kann das Leiden am eigenen Leben so stark und umfassend (»existenziell«) werden, dass eine Weiterführung dieses Lebens so nicht mehr erträglich erscheint – die Ausgangsmotivation für eine palliative Sedierung.[86] In solchen Situationen bedrohter Vitalität wird das Subjektsein insbesondere durch

83 So etwa Schildmann/Kremling 2024, 240.
84 Hierzu und zum folgenden Abschnitt vgl. Moos 2023.
85 Dabei ist nicht behauptet, dass diese drei Dimensionen menschliches Subjektsein vollumfänglich abdecken. Es handelt sich vielmehr um eine offene Liste.
86 Zur Definition und Evaluation existenziellen Leides vgl. Columba et al. 2024.

medizinische Behandlung so weit als möglich *behauptet* und die Restitution des »gesunden« Leibes, mindestens aber die eines erträglichen Lebens angestrebt. Noch auf dem Sterbebett äußern Menschen ihre Hoffnung, weiterleben zu können, und reklamieren auf diese Weise ihren vitalen Zukunftsanspruch. Zugleich zeigen viele Phänomene vitalen Subjektseins in todesnahen Situationen und insbesondere in der palliativen Sedierung eine bemerkenswerte *Kontinuität.* Das gilt für die klassischen Vitalzeichen ebenso wie für spontane Bewegungen oder Lautäußerungen. Das gilt aber auch für den Zukunftsbezug, insofern ein sedierter Mensch auf unbestimmte Zeit weiterleben wird. Schließlich gilt es für die fortbestehende Leidensfähigkeit, die notwendig vorausgesetzt ist, wenn die Sedierung aufrechterhalten wird.

(2) Die zweite hier zu berücksichtigende Dimension menschlichen Subjektseins ist die *voluntative.* Zu ihr gehört es, sich künftige Zustände vorstellen, diese als erwünscht oder unerwünscht beurteilen und Wünsche im Modus von Willensentschlüssen tatkräftig verfolgen zu können. In der Todesnähe ist solche willentliche Selbstbestimmung *gefährdet:* Die kognitive und die physische Kraft nehmen ab, möglicherweise ist das Bewusstsein getrübt, möglicherweise beeinträchtigen starke akute Leidenszustände eine klare Willensbildung. Die *Behauptung* voluntativen Subjektseins angesichts seiner Gefährdung erfolgt klassisch durch Vorausverfügungen, etwa in Form einer Patientenverfügung oder eines Advance Care Planning. Wenn es sich nicht um eine akute Notfallsituation handelt, stellt auch die Einwilligung in die palliative Sedierung eine solche Willensbestimmung dar. Auch in der voluntativen Dimension finden sich zudem Momente hoher phänomenaler *Kontinuität:* So werden Sterbende von denen, die sie begleiten, häufig als Subjekte noch des Rückzugs aus dem eigenen Leben wahrgenommen, und zwar auch dann noch, wenn sie als nicht mehr einwilligungsfähig gelten (»Sie entfernt sich […].«).[87] Entsprechend wird ein Patient, der in die Sedierung eingewilligt hat, in deren medizinischer Einleitung und Weiterführung als ein voluntatives Subjekt behandelt, dessen Willen Bindungswirkung hat.

(3) Die dritte Dimension menschlichen Subjektseins ist die *individuelle.* Zu ihr gehört die Unverwechselbarkeit der Identität dieses Menschen und seiner Lebensgeschichte ebenso wie die Einbindung in sein soziales Beziehungsgefüge. Beides ist in todesnahen Situationen *gefährdet:* Die Ausdrucksformen der Individualität treten, zumal in hochstandardisierten Krankenhaus- oder Pflegesituationen, zurück. Die persönlich gestaltete Dingumgebung, das possessive Selbst, reduziert sich auf ein paar wenige Dinge auf dem Nachttisch. Die von eigenen modischen, kulinarischen, beruflichen und anderen Gewohnheiten geprägte Lebensführung ist weithin ausgesetzt. Auch die soziale Einbettung geht zurück. Diese Gefährdung von Individualität gilt zumal für die Situation der Sedierung: »Der bewusstlose Patient ist wie ein Mensch ohne Vergangenheit, seine Lebensgeschichte ist unbekannt«, schreibt Nicole Frommann zugespitzt.[88] Der *Behauptung* von Individualität hat sich insbesondere die Hospizbewegung verschrieben; auch die Palliativmedizin trägt, etwa mit einem individualisierten Begriff von Lebens-

87 So die Beschreibung einer Pflegekraft, zitiert nach: Moos et al. 2016, 164.
88 Frommann 2023, 35.

qualität, dazu bei, Individualität in ihrer Gefährdung präsent zu halten. Umgekehrt gibt es auch hier starke Momente phänomenaler *Kontinuität:* Die Identität eines sedierten mit dem früheren wachen Menschen wird durch das Wiedererkennen eines von *diesem* Leben geprägten und gezeichneten Körpers, durch die Reste des possessiven Selbst (etwa den Bilderrahmen auf dem Nachttisch) oder auch durch die dokumentierte Krankengeschichte, die zur Sedierung geführt hat, präsent gehalten.

In der Nähe des Todes und spezifisch bei einer palliativen Sedierung zeigt sich das menschliche Subjektsein somit zugleich als aktual gefährdet, emphatisch behauptet und doch auch phänomenal in einiger Kontinuität gegeben. Ein palliativ sedierter Mensch tritt auch weiterhin als Subjekt in Erscheinung, wenngleich eben in spezifisch problematischer Weise. Hier tritt der kontrafaktische Charakter der Subjektivität, die sich nie in dem Vollsinn zeigt, in dem sie transzendental vorausgesetzt werden muss, in besonderer Weise hervor.[89] Jedenfalls endet das phänomenale Subjektsein nicht mit dem Bewusstsein. Denn Subjektsein tritt nicht nur in der Perspektiven der ersten Person, sondern eben auch in der Perspektive der zweiten oder dritten Person, als Subjektsein des Gegenübers bzw. des anwesenden Menschen, in Erscheinung.[90] Damit ist das Problem eines würdevollen Umgangs mit diesem *nach wie vor anwesenden* Subjekt in besonderer Weise gestellt.

8.3 Zum Konzept der Würdepraktiken

Bereits im vorherigen Abschnitt kamen Praktiken des Umgangs mit Subjektsein in den Blick, als es um die Behauptung des Subjektseins ging. Subjektsein ist in praxistheoretischer Perspektive, zu der ich nun übergehe,[91] weniger eine individuelle Eigenschaft oder ein Zustand als eine kollektive praktische Hervorbringung. Judith Butler und andere sprechen von sozialen Praktiken der Subjektivation oder Subjektivierung.[92] Im Folgenden will ich nun solche Subjektivierungspraktiken in den Blick nehmen, die sich als *Würdepraktiken* verstehen lassen, also als solche Praktiken, in denen das Subjektsein eines Menschen[93] *in angemessener Weise* ins Werk gesetzt wird. Würdepraktiken bilden damit eine spezielle, nämlich normativ

89 Vgl. Kant 1785/1974, 99 ff zum Begriff der Freiheit.
90 Dazu ausführlich vgl. Moos 2023.
91 Zur hier vorausgesetzten Theorie sozialer Praktiken vgl. Reckwitz 2003, 282–301; Schmidt 2012.
92 Vgl. Butler 2001 und dazu Reckwitz 2021; Alkmeyer et al. 2013.
93 In der Regel wird im Kontext der Praxistheorie von einem *Individuum* gesprochen. Da ich unter Individualität eine der Dimensionen von Subjektivität verstehe, spreche ich hier vom Menschen, um Verwechslungen zu vermeiden. Mögliche nichtmenschliche Subjekte sind an dieser Stelle nicht von Interesse.

ausgezeichnete Klasse von Subjektivierungspraktiken. Damit wird eine normativethische Perspektive eingenommen.[94]

Wann sind Praktiken der Subjektivierung normativ angemessen? In einem ersten Zugang könnte man als Kriterium formulieren, dass sie umso angemessener sind, je mehr sie zur Behauptung des konkreten Subjektseins in kritischen Grenzlagen beitragen: also je stärker sie positive Subjektmomente wie konkrete vitale Bedürfnisse, materiale Willensbestimmungen und individuelle Charakteristika zur Geltung bringen. Ich behaupte jedoch, dass das nicht ausreichend ist. Vielmehr gehe ich davon aus, dass es zur normativen Angemessenheit von Würdepraktiken gehört, neben der positiven Bestimmtheit des Subjekts auch der *Entzogenheit* des Subjektseins Rechnung zu tragen. Der Grund hierfür liegt darin, dass die Menschenwürde nach Immanuel Kant gerade in keiner empirischen Manifestation menschlichen Subjektseins aufgeht, sondern unabhängig von der empirischen Verfasstheit des Einzelnen ist und Achtung fordert. Die Achtung eines Menschen als Subjekt bedeutet also mehr und anderes als bloß, diesen Menschen in denjenigen Eigenschaften anzuerkennen, die ihn jetzt aktual auszeichnen oder ihn früher einmal ausgezeichnet haben. Praktiken der Achtung des Subjektseins sind, so die normative These der folgenden Ausführungen, nur dann angemessen, wenn sie eben diese Unabhängigkeit des zu Achtenden von seiner empirischen Verfasstheit mit ins Werk setzen.[95]

Würdepraktiken haben demnach eine doppelte Struktur, die sich aus *kataphatischen* (die positive Bestimmtheit des Subjekts zur Geltung bringenden) und *apophatischen* (die Entzogenheit von Subjektivität zur Geltung bringenden) Anteilen zusammensetzt.[96] Auch wenn in der Todesnähe und insbesondere bei der palliativen Sedierung die Gefährdung und Entzogenheit des Subjektseins stärker hervortreten als in Situationen von weitgehender Gesundheit und Wachbewusstsein, ist diese Doppelstruktur von Würdepraktiken nicht an solche Situationen gebunden. Auch die voluntative oder individuelle Subjektivität eines gesunden, wachen Erwachsenen kommt nie im Vollsinne aktual zur Geltung, sondern weist Momente von Entzogenheit auf.

Nun lassen sich für jede der in ▶ Kap. 8.2 benannten drei Dimensionen menschlichen Subjektseins exemplarische Würdepraktiken benennen.[97] Für die vitale Dimension sind insbesondere Praktiken der Anerkennung des *Zukunftsanspruchs* eines Menschen zu nennen, in denen einerseits eine konkrete, gangbare Zukunft, etwa mit medizinischen Mitteln, bestimmt und gestaltet wird – und andererseits der unverbrüchlichen Offenheit eben dieser Zukunft Rechnung getragen wird. Ebenso sind Praktiken der Anerkennung des *Leidens* zu nennen, die

94 Der Begriff der Würdepraktiken ist eingehend entfaltet in Moos 2025.

95 Selbstverständlich darf diese Anerkennung der Entzogenheit des Subjektseins nicht gegen manifeste positive Subjektbestimmungen wie etwa eine Willensäußerung ausgespielt werden – sonst kommt es schnell zu Entwürdigungspraktiken (dazu siehe unten).

96 Die Bezeichnungen kataphatisch und apophatisch beziehen sich klassisch auf die Gotteslehre (vgl. Ritter 2018) und lassen sich als solche auch anthropologisch verwenden; dazu ausführlich Moos 2025.

97 Diese Praktiken sind in Moos 2025 mit Blick auf den assistierten Suizid eingehend entfaltet.

einerseits auf ein Verstehenwollen, Mitfühlen und Abhelfen ausgerichtet sind – andererseits aber die Möglichkeit des Nichtverstehens und der Nichtnachvollziehbarkeit einräumen. Hinsichtlich der voluntativen Dimension sind einerseits Praktiken der Anerkennung von Willensbestimmungen zu nennen – andererseits Praktiken, die dem voluntativ Unbestimmten, vertrauensvoll in die Hände anderer Gelegten Raum und Geltung verschaffen. Schließlich sind hinsichtlich der individuellen Dimension des Subjektseins Praktiken der Anerkennung der Bestimmtheit des gelebten Lebens und der individuellen Vorstellungen guten Lebens und Sterbens namhaft zu machen – aber auch Praktiken, die die Möglichkeit von Wandlungen und Inkohärenzen und insofern die Brüchigkeit von Identität gerade in extremen Lebenslagen anerkennen. Ebenso gehören dazu Praktiken, die die Sozialität eines Individuums einerseits dadurch anerkennen, dass sie seine soziale Einbettung verwirklichen – und andererseits dadurch, dass sie Privatheit, also den partiellen Rückzug aus sozialen Bezügen und die Distanz zu den damit gegebenen sozialen Erwartungen, ermöglichen.

Auf der anderen Seite des normativen Spektrums stehen Praktiken, die dezidiert als *entwürdigend* verstanden werden müssen. Das ist dann der Fall, wenn sie die vitale, voluntative oder individuelle Dimension menschlichen Subjektseins explizit konterkarieren, indem sie etwa eine explizite Willensbestimmung missachten, Referenzen von Individualität gezielt auslöschen oder den vitalen Strebungen des Menschen Gewalt antun. Wo genau Entwürdigung beginnt, kann hier dahingestellt bleiben; es dürfte sich in der Regel nur mit Bezug auf die konkrete Situation bestimmen lassen. Wichtig ist jedoch festzuhalten, dass sich zwischen Würdigung und Entwürdigung ein weiter Bereich von *würdeverträglichen* Praktiken erstreckt, die weder das Subjektsein des Menschen emphatisch ins Werk setzen noch als entwürdigend zu gelten haben. Hierzu gehören etwa die sachlich-instrumentellen Verrichtungen an einem menschlichen Körper. Allerdings sind diese nicht immer moralisch neutral. Denn in Situationen, in denen Würde gefährdet ist, dürfte es auf die Dauer auch dann schon als Entwürdigung wahrgenommen werden, wenn emphatische Würdepraktiken vollständig unterbleiben. Gefährdet ist Würde aber wie gezeigt in der Todesnähe und insbesondere bei einer palliativen Sedierung. Es bedarf also der ausdrücklichen Würdepraktiken. Doch was heißt das?

8.4 Konkretion: Würdepraktiken im Umgang mit sedierten Menschen

Im Folgenden werden, wiederum gegliedert nach den Dimensionen menschlichen Subjektseins, Beispiele für Würdepraktiken entfaltet und Praktiken der Entwürdigung gegenübergestellt. In der vitalen Dimension sind zunächst diejenigen Praktiken zu nennen, in denen das verbleibende leibliche Leben als vitales Leben anerkannt wird (kataphatische Würdepraktiken). Dazu gehören alle vitalen zwischenleiblichen Interaktionen vom Halten der Hand bis zur fachgerechten pflegerischen und medizinischen Versorgung, sofern sie als Interaktionen mit einem Subjekt stattfinden. Dazu gehört auch die Sedierung selbst, insofern sie das Leiden lindern soll.[98] Denn indem eine Sedierung auf das Wohl des betroffenen Menschen ausgerichtet ist und beständig daraufhin evaluiert wird, ob das tatsächlich der Fall ist,[99] hält sie das Subjekt, dem etwas gut tut oder schadet, präsent.[100] Zudem hält die palliative Sedierung, etwa im Gegensatz zum assistierten Suizid, den Zukunftsbezug eines Menschen offen.[101] Das gilt insbesondere dort, wo sie, wie von der Deutschen Gesellschaft für Palliativmedizin empfohlen, zunächst als vorübergehende Sedierung angelegt ist, also dezidiert die Möglichkeit eines Wiedererwachens bewusster Vitalität vorsieht.[102]

Zu den apophatischen Praktiken, die mit einer (zunehmenden) Entzogenheit leiblichen Lebens rechnen, gehören insbesondere medizinische Praktiken, die die Außenstützung vitaler Funktionen in der Sedierung zurücknehmen. Hier ist vor allem die Einstellung der Ernährung und Flüssigkeitsgabe zu nennen. Sie wird mit Recht als ethisches Problem hervorgehoben, da sie den Grundsinn der Sedierung von Symptomkontrolle zur Suizidassistenz ändert.[103] Damit bezieht sie sich affirmativ nicht auf die Achtung des Subjekts in seiner vitalen, wohl aber seiner voluntativen Dimension (siehe unten). Noch schwieriger ist hier die Praxis der tiefen kontinuierlichen Sedierung bis zum Tod, deren Grundsinn nicht in der Einstellung einer lebensverlängernden medizinischen Unterstützung, sondern letztlich in der Herbeiführung des Todes mit medizinischen Mitteln liegt.[104] Von daher liegt der Verdacht nahe, dass es sich um eine Praxis der Entwürdigung handeln könnte. Diese Frage nehme ich später noch einmal auf.

Die voluntative Dimension des Subjektseins, also der personale Charakter eines Menschen, findet ihre Würdigung in kataphatischer Hinsicht dort, wo der Mensch dezidiert als Willenssubjekt ins Werk gesetzt wird. Das geschieht dort, wo im einwilligungsfähigen Zustand getroffene Vorausverfügungen beachtet oder in anderer

---

98 Zur Leidenslinderung als Kern der Sedierung vgl. Surges et al. 2024; Bernd Alt-Epping 2023.

99 Zur Reevaluation der Sedierung vgl. SedPall 2021, 29; Alt-Epping 2023.

100 Allgemein lässt sich sagen, dass Praktiken der Benefizienz und Nonmalefizienz – unbeschadet ihres potenziell paternalistischen Charakters – Subjektivierungspraktiken sind, da sie sich immer auf das Wohl und den Schaden eines Subjektes beziehen.

101 Zu Gemeinsamkeiten und Unterschieden zwischen dem assistierten Suizid und der palliativen Sedierung zur Situation des assistierten Suizides vgl. Ziegler 2023, 130; Schildman/Kremling 2022.

102 Vgl. SedPall 2021, 29.

103 Vgl. dazu Schildmann/Kremling 2022, 240f. Den EAPC-Leitlinien zufolge soll die Flüssigkeitsgabe unabhängig von der Sedierung entschieden werden (vgl. Surges et al. 2024, 224). Dieter Birnbacher sieht hier den Übergang von der Sedierung zum Sterbefasten, vgl. Birnbacher 2023.

104 Insofern handelt es sich um eine Variante der Tötung auf Verlangen (vgl. Alt-Epping 2023). Was diese Maßnahme von der Einstellung der Flüssigkeitsgabe unterscheidet, ist die Intention auf Beendigung des Subjektseins in allen genannten Dimensionen. So schmal der Grat zwischen Handeln und Unterlassen an dieser Stelle ist, so wesentlich ist er jedoch im Kontext der deutschen Rechtsordnung. Zum freiwilligen Verzicht auf Nahrung und Flüssigkeit vgl. auch Zimmermann 2023.

Weise ein Mensch in seiner konkreten Selbstbestimmung respektiert wird. Die Achtung der Autonomie eines Subjekts in der Anerkennung seiner konkreten Selbstbestimmung steht im Zentrum des modernen Würdebegriffs.[105] In diesem Sinne kann die palliative Sedierung als Gestaltung des eigenen Todes unter modernen Bedingungen verstanden werden.[106] Die Einstellung von Ernährung und Flüssigkeitsgabe hält als vom Patienten verlangter Behandlungsverzicht gerade das voluntative Subjekt präsent, dem es sich verpflichtet weiß.

Doch zur Achtung des Personcharakters des Menschen gehört viel mehr. Relevant sind etwa Praktiken der kommunikativen Adressierung. Es ist gute Praxis, im Zimmer eines palliativ sedierten Menschen nicht so zu sprechen, als wäre er nicht anwesend. Ebenso ist gefordert worden, dass Behandelnde ihre pflegerischen und medizinischen Handlungen wie bei wachen Patient:innen erläutern.[107] Auch Praktiken der Privatheit gehören dazu, etwa das Anklopfen am Patientenzimmer und der sorgsame Umgang mit üblicherweise schambehafteten Situationen. Diese Gruppe von Würdepraktiken hat einen erhöhten apophatischen Anteil, insofern hier Personalität zugleich als manifeste und als entzogene ins Werk gesetzt wird: Weder wird eine Antwort der Patientin auf die Ansprache erwartet noch ein aktuales Schamgefühl unterstellt. Dennoch wissen sich diejenigen, die sedierte Menschen begleiten, in solchen Praktiken auch dort der Person verpflichtet, wo diese das nicht explizit einfordert. Letztlich manifestiert sich in ihnen die Annahme desjenigen Vertrauens, das eine Person bei Einwilligung in die Sedierung in die Begleitenden gesetzt hat. Vertrauensnahme ist eine elementare Würdepraxis. Sie achtet ein voluntatives Subjekt angesichts des Umstandes, dass die vollständige Willenssteuerung des eigenen Geschicks angesichts einer offenen und von mannigfachen Kontingenzen behafteten Zukunft nicht möglich ist.[108] Deswegen ist sie so wichtig – und zugleich so missbrauchsanfällig.

Entwürdigende Praktiken sind von hier aus zu bestimmen als Praktiken, in denen eine vollständige kommunikative Verdinglichung (»Sprechen über«) oder eine bewusste Missachtung der Willensbestimmung erfolgt. Das bedeutet nicht, dass jeder Willensbestimmung Folge zu leisten wäre. Willensäußerungen sind kommunikative Akte zwischen Subjekten, in denen sich ein Subjekt zum Willen des anderen verhalten muss. Hier spielen professionelle und rechtliche Pflichten ebenso eine Rolle wie individuelle Gewissensfragen[109] und moralische Belastbarkeitsgrenzen.[110] Insbesondere das Verlangen nach einer tiefen kontinuierlichen

105 Zum rechtlichen Menschenwürdebegriff vgl. Ziegler 2023.

106 Vgl. Anselm 2023, 218.

107 Vgl. SedPal 2021, 35.

108 Die Zukunftsoffenheit der Situation anzuerkennen ist mithin eine kataphatische Praxis gegenüber dem vitalen Subjekt, aber eine apophatische gegenüber dem Willenssubjekt. Für die Situation vor der Sedierung gehört dazu, nicht nur kataphatisch vor der Sedierung die Äußerung des eigenen Willens zu ermöglichen, sondern auch apophatisch auf die voluntative Durchbestimmung jeder Einzelheit zu verzichten. Zum Abstand vom Ideal eines »bewussten Abschieds« und zum Verzicht auf vollständige kommunikative Verflüssigung vgl. Frommann 2023; Nassehi et al. 2023.

109 Zum Sterbefasten als Gewissensfrage vgl. Birnbacher 2023.

110 Zum moralischen Belastungserleben des Pflegepersonals vgl. Riedel 2023, 98 ff.

Sedierung bis zum Tode wird dann zurückzuweisen sein, wenn es als Verlangen nach einer Tötungshandlung verstanden werden muss.

In individueller Hinsicht sind Würdepraktiken insofern kataphatisch, als sie die konkrete individuelle Lebensgeschichte und -situation als solche achten und affirmieren. Dazu gehört die Ermöglichung eines verbleibenden possessiven Selbst durch persönliche Gegenstände, die in der Umgebung belassen werden. Der Bilderrahmen auf dem Nachttisch hält zugleich die individuelle Gestaltung und Wertsetzung (in der Auswahl der Bilder) wie die soziale Einbettung des Individuums in familiäre und freundschaftliche Beziehungen präsent. Zur Anerkennung der sozialen Einbettung gehört es selbstverständlich, den Besuch durch Verwandte und Freunde aktiv zu ermöglichen.[111] Individualität wird zudem in einer Berücksichtigung von bekannten Vorlieben (Musik, Lichtverhältnisse, Geschmacksbeigaben zur palliativen Mundpflege etc.) in Szene gesetzt.[112]

Möglicherweise die wichtigste Subjektivierungspraxis an dieser Stelle ist die Anrede mit Namen; steht der Name doch wie sonst allenfalls noch das Gesicht für die Individualität einer Person, obwohl diese in ihm gerade nur symbolisch repräsentiert ist: Der eigene Name, in der Regel nicht oder nur zu Teilen selbst gewählt, steht für die Totalität des Individuums, die sich der konkreten Erfassung entzieht. Noch stärker apophathisch sind Praktiken des partiellen Abschieds, die im Umfeld einer palliativen Sedierung verortet sind. Zu ihnen gehören die emphatischen Abschiedsmomente vor der Einleitung der Sedierung, bei einer Umstellung von vorläufiger zu kontinuierlicher Sedierung, nach der Feststellung des Todes und später bei der Bestattung. Jeweils wird auf unterschiedliche Art und Weise das Heraustreten eines Individuums aus seinem Leben sozial ins Werk gesetzt.[113] Entwürdigend wären demgegenüber Praktiken einer vollständigen Entindividualisierung und Desozialisierung, also die Inszenierung eines »sozialen Todes«.

8.5 Fazit

Insgesamt lassen sich die perimortalen Würdepraktiken im Allgemeinen und in der Begleitung einer palliativen Sedierung im Besonderen vielleicht am besten unter die Metapher, jemanden »gehen zu lassen«, fassen. In dieser Metapher ist das mehrdimensionale Subjektsein eines Menschen am Ende seines Lebens prägnant gefasst. Jemanden gehen zu lassen, bedeutet, einen leiblich-vitalen Prozess wahrzunehmen und anzuerkennen, in dem sich ein Subjekt zugleich aus dem leiblichen Leben entfernt, und der von anderen gestützt, aber nicht hervorgebracht wird.

111 Zur »angehörigenfreundliche[n]« Station vgl. Zegelin 2016, 22.
112 Vgl. Moos et al. 2016, 161–163; Frommann 2023, 34.
113 Eine nahe Parallele hat dies bei der postmortalen Organspende, wo ebenfalls verschiedene Stationen des Abschieds (insbesondere vor und nach der Organentnahme) möglich sind. Vgl. Evangelisch-Lutherische Kirche in Bayern 2014.

Jemanden gehen zu lassen, weist der sterbenden Person eine letzte Urheberschaft zu, die auf das voluntative Subjekt verweist, obwohl das Sterbenmüssen und dieses Sterben in aller Regel nicht gewollt sind. Jemanden gehen zu lassen, kann schließlich die Anerkennung eines individuellen Lebens, zu dem eben auch *dieses* Sterben gehört, beinhalten, und darin auch die soziale Anerkennung der zunehmenden sozialen Entfernung *dieses* Sterbenden aus der Welt der Lebenden.

Ich will abschließend betonen, dass Würdepraktiken zwar das Moment der Entzogenheit beinhalten, damit aber in keiner Weise *virtuelle* oder *Als-ob-Praktiken* sind. Auch wenn die palliativ sedierte Person eine etwaige Entwürdigung nicht mehr bewusst erlebt und erfährt,[114] geht es im Umgang mit ihr fundamental um die Bewahrung von Würde. Es ist die Pointe von Immanuel Kants Würdebegriff, dass es nur *eine* Menschenwürde gibt: Dort, wo einem Subjekt die Achtung verweigert wird, wird die Würde der Menschheit selbst verletzt. Weniger metaphysisch gesprochen: Würdepraktiken schützen die Würde all derer, die in sie involviert sind: der Behandelnden, der An- und Zugehörigen, der Seelsorgenden, der Reinigungskräfte, der Bestatter. Sie brauchen die Gewissheit, Sterbenden als Menschen nicht elementar etwas schuldig geblieben zu sein. Aus diesem Grund steht die Würde des Menschen insbesondere im Umgang mit Sterbenden immer neu auf dem Spiel, ob sie bei Bewusstsein sind oder nicht.

Literatur zu Kapitel 8

Alkmeyer, Thomas et al. (Hrsg.) (2013): *Selbstbildungen. Soziale und kulturelle Praktiken der Subjektivierung*, Bielefeld: transkript.

Alt-Epping, Bernd (2023): Was ist das Problematische an der Palliativen Sedierung. Perspektiven aus der palliativmedizinischen Behandlungspraxis, in: Borgardts/Roth, 71–82.

Anselm, Reiner (2023): Sedierung und christliche ars moriendi. Perspektiven aus der theologischen Ethik, in: Borgardts/Roth 2023, 209–219.

Birnbacher, Dieter (2023): Sedierung und hastening death. Eine handlungstheoretische Perspektive, in: Borgardts/Roth 2023, 163–176.

Borgardts, David/Roth, Michael (Hrsg.) (2023): *Sedierung am Lebensende. Beiträge zur ethischen Debatte*, Baden-Baden: Nomos.

Butler, Judith (2001): *Psyche der Macht. Das Subjekt der Unterwerfung*, Frankfurt am Main: Suhrkamp.

Columba, Thomas et al. (2024): Existential suffering as an indication for palliative sedation: Identifying and addressing challenges, in: *Palliative and Supportive Care* 22 (4), 633–636.

Evangelisch-Lutherische Kirche in Bayern (2014): *leben und sterben im Herrn. Handreichung zur Organspende und Organtransplantation*, München.

Forschungsverbund SedPall (Hrsg.) (2021): *Handlungsempfehlung. Einsatz sedierender Medikamente in der Spezialisierten Patientenversorgung.*

Frommann, Nicole (2023): Bewusst Abschied nehmen? Perspektiven aus der klinischen Seelsorge, in: Borgardts/Roth 2023, 27–48

114 Damit ist keine Aussage darüber getroffen, ob und unter welchen Umständen das tatsächlich der Fall ist.

Kant, Immanuel (1785/1974): *Grundlegung zur Metaphysik der Sitten*, in: Immanuel Kant Werkausgabe, Bd. VII, hrsg. von Wilhelm Weischedel, Frankfurt am Main: Suhrkamp, 77 ff.
Moos, Thorsten (2025): Würdepraktiken. Zur ethischen und theologischen Hermeneutik der Debatte um das selbstbestimmte Sterben, in: Philipp Stoellger et al. (Hrsg.): *Am Ende Autonomie – Autonomie am Ende?*, Heidelberg: Universitätsverlag Heidelberg.
Moos, Thorsten et al. (2016): *Ethik in der Klinikseelsorge. Theorie, Empirie, Ausbildung*, Göttingen: Vandenhoeck & Ruprecht.
Moos, Thorsten (2023): Späte Subjekte. Skizze einer perimortalen Eschatologie im ethischen Interesse, in: *Zeitschrift für Theologie und Kirche* 120 (3), 320–341.
Nassehi, Armin et al. (2023): Das Ideal des bewussten Sterbens und die multiprofessionelle Begleitung von Sterbenden, in: Borgardts/Roth 2023, 163–176.
Reckwitz, Andreas (2003): Grundelemente einer Theorie sozialer Praktiken. Eine sozialtheoretische Perspektive, in: *Zeitschrift für Soziologie* 32, 282–301.
Reckwitz. Andreas (2021): *Subjekt*, Bielefeld: transcript.
Riedel, Anette (2023): Kontinuierliche tiefe Palliative Sedierung im stationären Hospiz. Einordnung und Reflexion einer dynamischen Diskussion, in: Borgardts/Roth 2023, 91–114.
Ritter, Adolf Martin (2018): *Dionys vom Areopag. Beiträge zu Werk und Wirkung eines philosophierenden Christen der Spätantike*, Tübingen: Mohr Siebeck.
Schildmann, Jan/Kremling, Alexander (2022): Sedierung als eine Alternative zur Selbsttötung? Anmerkungen aus klinisch-ethischer Perspektive, in: Angelika Feichtner et al. (Hrsg.): *Assistierter Suizid. Hintergründe, Spannungsfelder und Entwicklungen*, Berlin: Springer, 237–243.
Schmidt, Rainer (2012): *Soziologie der Praktiken*, Frankfurt am Main: Suhrkamp.
Surges, Séverine M. et al. (2024): Revised European Association for Palliative Care (EAPC) recommended framework on palliative sedation: An international Delphi study, in: *Palliative Medicine* 38 (2), 213–228.
Zegelin, Angelika (2016): Angehörige willkommen heißen, in: *PflegenIntensiv* 3, 22–25.
Ziegler, Kerstin (2023): Der Würdebegriff als Wegweiser, in: Borgardts/Roth 2023, 115–143.
Zimmermann, Ruben (2023): Ist Sterbefasten eine Alternative zum assistierten Suizid? Plädoyer für eine eigene ethische und diakonische Würdigung des »Freiwilligen Verzichts auf Nahrung und Flüssigkeit« (FVNF), in: Reiner Anselm et al. (Hrsg.): *Was tun, wenn es unerträglich wird? Die Frage nach dem assistierten Suizid als Herausforderung für Kirche und Diakonie*, Gütersloh: Gütersloher Verlagshaus 2023, 228–248.

Teil V Sedierung und moralisches Belastungserleben

9 Palliative Sedierung – Potenzial für moralisches Belastungserleben von Pflegefachpersonen

Annette Riedel

9.1 Einleitung

Die palliative Sedierung (PS) ist eine wichtige und anerkannte Behandlungsoption und Maßnahme zur Symptomlinderung in der Palliativversorgung.[115] Pflegefachpersonen spielen im Kontext der PS – in unterschiedlichen Palliative-Care-Settings – eine bedeutsame Rolle.[116] Die Begleitung von Menschen an ihrem Lebensende wird von Pflegefachpersonen in zahlreichen Publikationen und Studien als eine Hauptquelle moralischen Belastungserlebens – wie z. B. Moral Distress (MD) – eingeordnet.[117] Für die PS ist das Potenzial für MD zwischenzeitlich belegt.[118]

Nach der Darlegung ethischer Herausforderungen, die mit dem Potenzial moralischen Belastungserlebens von Pflegefachpersonen im Kontext der PS einhergehen können, werden diese den jeweiligen Subkategorien von MD zugewiesen, um so die moralische Komplexität abzubilden. Diese Zuweisung unterstützt darin, die angemessenen Interventionen zur moralischen Entlastung – im Sinne der Prävention und Reduktion von MD – abzuleiten. Ein Aspekt im Kontext der PS, der wiederkehrend Potenzial für (ethische) Kontroversen auslöst, ist die Frage nach einem guten Sterben bzw. nach einem guten Tod.[119] Im Folgenden wird die einer PS vorausgehende Konsentierung dahingehend, was unter situativ Betroffenen und Beteiligten unter einem guten Sterben bzw. einem guten Tod verstanden wird, als wichtige Voraussetzung dafür gesehen, moralisches Belastungserleben im Vorfeld, im Verlauf wie auch im Nachgang einer PS zu prävenieren bzw. zu reduzieren.

---

115 Vgl. Tomczyk et al. 2025; Locatelli et al. 2025; Bazata et al. 2025; Surges et al. 2024a, b; Beauverd et al. 2024; Forschungsverbund SedPall und iSedPall 2024; Stiel et al. 2024.

116 Locatelli et al. 2025; Whitehead und Swope 2025; Perrotta 2025; Riedel et al. 2025; Riedel 2023, 2020; Kwon et al. 2022; Heino et al. 2022, 2021; Wright et al. 2020.

117 Ali et al. 2025; Seidlein et al. 2025; Riedel et al. 2025; Alanazi et al. 2024; Corradi-Perini et al. 2021; Maffoni et al. 2019.

118 Locatelli et al. 2025; Kwon et al. 2022; de Brasi et al. 2021; Wright et al. 2020.

119 Locatelli et al. 2025; Bazata et al. 2025; Maeda et al. 2019.

9.2 Exemplarische ethische Herausforderungen für Pflegefachpersonen

Bislang besteht kein Konsens dahingehend, wie PS explizit und umfassend zu konturieren, zu definieren ist.[120] Die aktuelle Definition der European Association for Palliative Care (EAPC)[121] ergänzt und konkretisiert auf der Basis einer Delphi-Studie das Papier zur PS aus dem Jahr 2009. Die Deutsche Gesellschaft für Palliativmedizin (DGP) und die SedPall-Gruppe verweisen auf den Begriff der »gezielten Sedierung«. Die gezielte Sedierung wird als eine Sedierung definiert, die die Folge einer medizinischen Intervention ist und eine Nebenwirkung eines Medikaments oder Teil des natürlichen Sterbeprozesses.[122] Der vorliegende Beitrag legt in seinen Bezugnahmen u. a. den Schwerpunkt auf die dauerhafte tiefe PS, verstanden als »dauerhafte Sedierung (bis zum Tod), verabreicht für einen unbestimmten Zeitraum und ohne Unterbrechung«.[123] Um diese besondere Form der Sedierung herauszustellen, wird bewusst die in der Literatur hierfür noch übliche Bezeichnung verwendet. Der Wunsch nach einer dauerhaften tiefen PS fordert – neben der Indikation[124] – eine verantwortungsvolle ethische Abwägung und ethisch begründete Entscheidung.[125] Dies insbesondere angesichts der ethischen Komplexität.

Die ethische Komplexität und das Potenzial für einen ethischen Konflikt oder eine ethisch bedingte Handlungsunsicherheit zeigen sich z. B. dann, wenn die persönlichen Wünsche und Intentionen der pflegebedürftigen Person in Bezug auf die Gestaltung und das Erleben der letzten Lebensphase, des Sterbens oder auch die Vorstellungen vom eigenen Tod, mit den im Palliative-Care-Kontext formulierten Ansprüchen kollidieren.[126] Im Rahmen einer solchen Bewertung kann im Rahmen der dauerhaften tiefen PS z. B. das »Ideal des bewussten Sterbens« in Frage gestellt werden.[127] Ethisch komplex gestaltet sich die Situation auch dann, wenn es um das existenzielle Leiden geht und/oder die dauerhafte tiefe PS mit einem Sterbewunsch in Verbindung steht.[128] Die geforderte und notwendige Abgrenzung zwischen einer dauerhaften tiefen PS bis zum Versterben und der Suizidassistenz[129] wie auch

120 Kremling et al. 2025, 2024, 2022; den Hartogh 2023.
121 Surges et al. 2024a, b.
122 Forschungsverbund SedPall und iSedPall 2024; Kremling et al. 2022.
123 Schildmann et al. 2022, 216; vgl. auch Forschungsverbund SedPall und iSedPall 2024.
124 Vgl. Ostgathe et al. 2023; Surges et al. 2024a, b.
125 Vgl. Alt-Epping 2023; Riedel 2023, 2020; Riedel et al. 2025
126 Vgl. Goldblatt et al. 2025; Jox 2024; Riedel et al. 2025; Riedel 2023, 2020; Steffen-Bürgi 2009.
127 Vgl. Nassehi et al. 2023, S. 51; vgl. auch Bazata et al. 2025; vgl. Jox 2024; Steffen-Bürgi 2009.
128 Vgl. Locatelli et al. 2025; Refolo et al. 2025; Ali et al. 2025; Guité-Verret et al. 2024; Thomas et al. 2024; Beauverd et al. 2024; Maeda et al. 2023; Heino et al. 2021; Wright et al. 2020.
129 Vgl. Locatelli et al. 2025; Torvund et al. 2025; Tomczyk et al. 2024; Mills et al. 2023; Koksvik et al. 2022; Booker und Bruce 2020.

Diskussionen zur dauerhaften tiefen PS als mögliche Alternative zum assistierten Suizid,[130] fordern ethisch heraus und ethisch gut begründete Entscheidungen ein.

Das professionelle Handeln der Pflegefachpersonen ist am ICN-Ethikkodex, am Berufsethos auszurichten.[131] Als ethischer Kompass für die Profession formuliert der Kodex in seiner Präambel: »Leiden [zu] lindern und ein würdiges Sterben [zu] unterstützen«.[132] Was ein würdiges Sterben kennzeichnet, bleibt an dieser Stelle offen. Diese Konkretion wäre indes vor dem Hintergrund evident, dass Pflegefachpersonen einen ethischen Bezugspunkt dahingehend haben, was im Palliative-Care-Kontext unter gutem Sterben bzw. einem guten Tod zu fassen ist. Bleiben die Klarlegungen dahingehend uneindeutig und unkonsentiert, kann das innerhalb der Palliative-Care-Teams ethische Kontroversen dahingehend auslösen, was in der jeweils einmaligen Situation unter einem guten Sterben oder einem guten Tod verstanden, antizipiert und vertreten wird und welche Entscheidungen damit verbunden sind bzw. erwartet werden.[133]

Bereits an diesen exemplarischen Darlegungen wird deutlich: Es bedarf im Kontext der tiefen dauerhaften PS einer verantwortungsvollen ethischen Reflexion und Abwägung. Zugleich lässt sich angesichts der komplexen ethischen Herausforderungen ein Potenzial für moralisches Belastungserleben antizipieren.

9.3 Moralisches Belastungserleben von Pflegefachpersonen

»Moralisches Belastungserleben entsteht angesichts der Wahrnehmung einmaliger, wiederkehrender oder anhaltender ethischer Herausforderungen sowie der situativ erfahrenen moralischen Unsicherheit oder Ungewissheit. Es wird in Situationen erlebt, in denen (professions-)ethische Werte, Prinzipien und moralische Verpflichtungen nicht realisiert werden können bzw. nicht im Einklang mit diesen gehandelt werden kann. In der Folge wird die moralische Integrität der Person verletzt und moralisches Belastungserleben in seinen unterschiedlichen Qualitäten erfahren.«[134] Die Auswirkungen können sich auf die Berufszufriedenheit wie auch auf den Berufsverbleib auswirken.[135] Parallel dazu sind die Pflegequalität und Versorgungssicherheit tangiert.[136]

130 Vgl. Locatelli et al. 2025; Jox 2024; Forschungsverbund SedPall und iSedPall 2024.
131 Vgl. ICN 2021, White et al. 2025.
132 ICN, 2021, 4; vgl. White et al. 2025.
133 Vgl. Locatelli et al. 2025; Bazata et al. 2025; Breitsameter 2024; Vieille et al. 2021; Maeda et al. 2019; de Vries und Plaskota 2017; Cottrell und Duggleby 2016.
134 Riedel und Seidlein 2024.
135 Vgl. Seidlein et al. 2025; Riedel und Seidlein 2024a.
136 Vgl. Karasinski et al. 2025.

In diesem Beitrag steht der MD – als eine Facette des moralischen Belastungserlebens – im Fokus, da sich die zitierten Studien insbesondere auf dieses Phänomen beziehen. Obgleich nachfolgend der Fokus auf den moralisch belastenden Kontextfaktoren und Auswirkungen für die Pflegefachperson liegt, ist zu konstatieren, dass die Emotionen und Reaktionen in den Subkategorien von MD, wie z. B. Wut, Ärger und Enttäuschung, auch eine dahinterstehende ethische Sensibilität und vielfach auch moralischen Mut[137] repräsentieren. Die dezidierte Analyse des moralischen Konflikts, der Ausdruck moralischer Unsicherheit und des moralischen Belastungserlebens kann demnach zugleich als Ressource der Pflegefachperson eingeordnet werden, so dass das Erleben nicht ausschließlich als negatives Phänomen zu bewerten ist.[138]

Im Kontext der PS ist das Potenzial für bzw. das Erleben von MD bei Pflegefachpersonen in mehreren Studien belegt. Wenngleich internationale empirische Ergebnisse für den nationalen Kontext entsprechend eingeordnet werden müssen, so zeigen diese, dass das Phänomen des MD für die Berufsgruppe im Kontext der PS bedeutsam und beachtlich ist.[139] Wright et al. folgend, steigt die Potenzialität von MD im Kontext der PS dadurch, dass ethische Fragen unbeantwortet bleiben bzw. abgetan werden: »...marginalizing and dismissing the perspectives of nurses whose ethical questions remain unanswered, and thereby aggravating their moral distress«.[140]

Ethische Fragen und Kontroversen und somit auch MD können sowohl im Vorfeld, im Verlauf wie auch im Nachgang einer PS auftreten.[141] Zur Spezifizierung des Belastungserlebens rücken im weiteren Verlauf die Subkategorien von MD, angelehnt an Morley und Field, in den Mittelpunkt, um die Vielschichtigkeit des Phänomens und darauf basierend auch die ethische Komplexität der Situation zu verdeutlichen. Zunächst werden die Subkategorien vorgestellt (▸ Tab. 9.1).[142]

Tab. 9.1: Subkategorien von MD nach Morley und Field[143]

Moral Distress – Subkategorien	Charakteristik
Moral-conflict distress (1)	»engaged in conflict with another moral agent about [...] what is the most ethically supportable action«
Moral-tension distress (2)	»feel unable to engage in moral conflict with others [...] or feel unable to articulate [...] beliefs to others«
Moral-constraint distress (3)	»constrained from doing what [...] is the most ethical supportable action«

137 Vgl. Yildirim et al. 2025.
138 Vgl. Lee et al. 2024; Riedel und Seidlein 2024; Tigard 2019.
139 Vgl. Locatelli et al. 2025; Riedel et al. 2025; Kwon et al. 2022; de Brasi et al. 2021; Wright et al. 2020; Riedel 2020, Maffoni et al. 2019; Lokker et al. 2018; Leboul et al. 2017; de Vries und Plaskota 2017.
140 Wright et al. 2020, 881.
141 Vgl. Riedel 2023, 2020.
142 Vgl. Morley und Field 2025.
143 Vgl. Morley und Field 2025, 136–138.

Tab. 9.1: Subkategorien von MD nach Morley und Field – Fortsetzung

Moral Distress – Subkategorien	Charakteristik
Moral-dilemma distress (4)	»unable to chose between two or more moral requirements«
Moral-uncertainty distress (5)	»uncertain about the most ethically supportable pathway«

Die unterschiedlichen Subkategorien ermöglichen es, das situative Erleben zu differenzieren. Die Charakteristika der jeweiligen Subkategorie sind wiederum grundlegend dafür, entlastende und unterstützende Interventionen abzuleiten, wie zum Beispiel ethische Fallbesprechungen (insbes. zu 1, 3–5), die Entwicklung von Ethikkompetenzen (insbes. zu 2–5) oder auch die Stärkung von moralischem Mut, dem Ansprechen von Entscheidungs- und Handlungsdruck (insbes. zu 2) und moralischer Kontroversen gegenüber einem Teammitglied oder im Team (insbes. zu 1, 2). In ► Tab. 9.2 werden den übergreifenden Phasen PS und den damit verbundenen beispielhaften Fragestellungen und möglichen ethischen Herausforderungen die Subkategorien von MD zugeordnet. Parallel und begleitend sollte die Frage sein: »Was ist ein guter Tod?«, da die fehlende Verständigung dahingehend moralisches Belastungserleben verstärken kann.[144]

Tab. 9.2: Subkategorien von MD in den Phasen der palliativen Sedierung (PS)

Phasen der PS und begleitende Fragen	Subkategorien von moral distress nach Morley und Field
Im Vorfeld Richtiger Zeitpunkt? Wunsch, das Sterben zu beschleunigen? Existenzielles Leiden? Abschiede? Soziale Teilhabe? Wer leidet? Essen und Trinken? Lebensverkürzung? Proportionalität? Therapierefrakterität? …	Moral-conflict distress Moral-tension distress Moral-constraint distress Moral-dilemma distress Moral-uncertainty distress
Im Verlauf Erhöhung der sedierenden Medikation? Beschleunigung des Sterbens? …	Moral-conflict distress Moral-tension distress Moral-constraint distress Moral-dilemma distress Moral-uncertainty distress
Im Nachgang War es ein würdiges Sterben? War es ein »guter« Tod? Konnten alle die Situation gut begleiten? …	Moral-tension distress
Was ist ein guter Tod?	

144 Vgl. Bazata et al. 2025.

Die Darlegung verdeutlicht einerseits die moralische Komplexität hinsichtlich der Einleitung, Umsetzung und der Bewertung einer tiefen, dauerhaften PS und zeigt andererseits, dass jede der Phasen das Potenzial für MD birgt.

9.4 Gemeinsames Verständnis finden und moralisches Belastungserleben prävenieren

Das Entscheiden und Handeln im Kontext der Palliative Care im Allgemeinen und im Zusammenhang der PS im Besonderen, ist unter anderem von der Intention geleitet, ein »gutes Sterben« bzw. einen »guten Tod« zu ermöglichen.[145] Auch Bazata et al. heben in ihrer Studie hervor, dass eine Klärung und der Austausch zu Vorstellungen wie auch zu unterschiedlichen Auffassungen darüber, was ein gutes Sterben/einen guten Tod (»good death«) innerhalb des Palliative-Care-Teams, seitens der betroffenen Person und dessen Zu- und Angehörigen ausmacht, eine bedeutsame Rolle spielt.[146] Dieser Klärungs- und Verständigungsprozess vor Beginn einer PS kann dazu beitragen, transparente und nachvollziehbare Entscheidungen zu treffen und gemeinsame Kriterien zur Evaluation der PS eröffnen. Der Vorschlag, im Vorfeld der Einleitung einer PS abzuklären, was insbesondere die betroffene Person, die Professionellen und möglicherweise auch die An- und Zugehörigen in der jeweils individuellen Situation unter einem guten Tod verstehen,[147] ist folglich mit dem Anspruch verbunden, die individuelle Begleitung entsprechend ausrichten und wiederkehrend bewerten zu können. Wichtig ist zu betonen, dass es hier nicht um ein »Ideal« des guten Todes geht, sondern um eine gemeinsame, am Gegenüber – an dessen Werten, Normen und Vorstellungen[148] – ausgerichtete Verständigung mit dem Ziel einer konsentierten, qualitätsvollen und personorientierten Palliative Care. Die Konkretion dahingehend, welche Eckpunkte für diese Konturierung bedeutsam sind, müssen folglich für jede Patientin/jeden Patienten, für jede Gästin/für jeden Gast individuell und für die jeweils einmalige Situation bestimmt werden. Vorliegende Studien und Reviews können für mögliche Eckpunkte eine Orientierung bieten.[149]

Die qualitative Studie von Bazata et al. kommt zu dem Schluss: »Clarifying and sharing ideals of a good death within professional teams and with patients and relatives prior to initiating sedation may therefore help to ensure transparent decision-making about sedation. It may also help to avoid conflicts or moral distress

145 Vgl. Locatelli et al. 2025; Breitsameter 2024; Vieille et al. 2021; Maeda et al. 2019; de Vries und Plaskota 2017; Cottrell und Duggleby 2016; Steffen-Bürgi 2009.

146 Vgl. Bazata et al. 2025.

147 Vgl. Bazata et al. 2025; vgl. Locatelli et al. 2025.

148 Vgl. Krikorian et al. 2020; Van der Elst et al. 2024.

149 Vgl. z. B. Meier et al. 2016; Cottrell und Duggleby 2016; Vanderveken et al. 2019; Bovero et al. 2020; Zaman et al. 2021; Lang et al. 2022; Borgstrom 2024; Mofina et al. 2025.

that may arise from differing views of what constitutes a good death.«[150] Die gemeinsame Verständigung darauf, was in Bezug auf eine je individuelle Situation im Kontext der Einleitung einer tiefen dauerhaften PS unter einem guten Sterben und unter einen guten Tod verstanden wird, ist folglich auch als Prävention des moralischen Belastungserlebens der Pflegefachpersonen (was auf das Team und die An- und Zugehörigen erweiternd gedacht werden kann) einzuordnen. Die gemeinsame Auseinandersetzung, die damit verbundene Zeit und Ressourcen erscheinen folglich angesichts dessen gut investiert, da jede fundierte Klärung im Vorfeld der PS zur Entscheidungs- und Handlungssicherheit beiträgt, moralische Unsicherheiten reduziert und moralisches Belastungserleben präveniert. Moralische Entlastung trägt zur Palliative-Care-Qualität und zum Schutz der moralischen Integrität der Pflegefachpersonen bei. So ist es möglich, mittels einer »gezielten Sedierung«[151] individuelles Leiden zu lindern und ein würdiges Sterben[152] zu begleiten.

Literatur zu Kapitel 9

Alanazi, Majed Awad et al. (2024): Navigating end-of-life decision making in nursing: a systematic review of ethical challenges and palliative care practice, in: *BMC Nursing* 23, 467.

Albrecht, Tara A. et al. (2025): Oxford Textbook of Palliative Nursing. Oxford: University Press.

Ali, Victoria et al. (2025): The experience of nurses when providing care across acts that may be perceived as death hastening: A qualitative evidence synthesis, in: *Palliative Medicine* 39 (6), 644–664.

Alt-Epping, Bernd (2023): Was ist das Problematische an der Palliativen Sedierung? Perspektiven aus der palliativmedizinischen Behandlungspraxis, in: Borgardts/Roth 2023, 71–82.

Bazata, Jeremias et al. (2025): An easier way to die? – A qualitative interview study on specialist palliative care team members' view on dying under sedation, in: *Palliative Medicine* 39 (4), 517–526.

Beauverd, Michael et al. (2024): Palliative sedation – revised recommendations, in: *Swiss Medical Weekly* 154, 3590.

Booker, Reanne et al. (2020): Palliative Sedation and medical assistance in dying: Distinctly different or simply semantics? in: *Nursing Inquiry* 27 (1), e12321.

Borgardts, David, Roth, Michael (2023) (Hrsg.): *Sedierung am Lebensende. Beiträge zur ethischen Debatte*, Baden-Baden: Nomos.

Borgstrom, Erica (2024) What is a good death? A critical discourse policy analysis, in: *BMJ Supportive & Palliative Care* 14 (e3), e2546-e2553.

Bovero, Andrea et al. (2020): Definition of a Good death, Attitudes Toward Death, and Feeling of Interconnectedness Among People Taking Care of Terminally ill Patients With Cancer: An Exploratory Study, in: *American Journal of Hospice & Palliative Medicine* 37 (5), 343–349.

Breitsameter, Christoph (2024): When dying does not get well: a qualitative study, in: *BMC Palliative Care* 23 (1), 69.

150 Bazata et al. 2025, 524.
151 Vgl. Forschungsverbund SedPall und iSedPall 2024.
152 Vgl. ICN 2021, White et al. 2025.

Corradi-Perini, Carla et al. (2021): Circumstances Related to Moral Distress in Palliative Care: An Integrative Review, in: *American Journal of Hospice & Palliative Medicine* 38 (11), 1391–1397.

Cottrell, Laura/Duggleby, Wendy (2016): The »good death«: An integrative literature review, in: *Palliative and Supportive Care* 14 (6), 686–712.

De Brasi, Elvira L. et al. (2021): Nurses' moral distress in end-of-life care: A qualitative study, in: *Nursing Ethics* 28 (5), 614–627.

De Vries, Kay/Plaskota, Marek (2017): Ethical dilemmas faced by hospice nurses when administering palliative sedation to patients with terminal cancer, in: *Palliative and Supportive Care* 15 (2), 148–157.

Den Hartogh, Govert (2023): *What Kind Of death? The Ethics of determining one's own death*, New York/London: Routledge.

Forschungsverbund SedPall und iSedPall (2024) (Hrsg.): *Handlungsempfehlung. Einsatz sedierender Medikamente in der spezialisierten Palliativversorgung.*

Goldblatt Mark et al. (2025): Exploring multiple levels of suffering and suicide prevention in an era of emerging national legislations, in: Frontiers in Public Health 13, 1589426.

Guité-Verret Alexandra et al. (2024): Continuous palliative sedation until death: a qualitative study of palliative care clinicians' experiences, in: *BMC Palliative Care* 23 (1), 104.

Heino, Linda et al. (2021): The practice and attitudes of nurses regarding palliative sedation: A scoping review, in: *International Journal of Nursing Studies* 117, 103859.

Heino, Linda et al. (2022): The practices of nurses about palliative sedation on palliative care wards: A qualitative study, in: *Journal of Advanced Nursing* 78 (11), 3733–3744.

Jox, Rolf J. (2024): Suizidassistenz und Palliativmedizin – zwei Geschwister auf Abstand, in: Claudia Bozzaro et al. (Hrsg): *Ethik des Assistierten Suizids. Autonomien, Vulnerabilitäten, Ambivalenzen*, Bielefeld: transcript, 111–123.

Karasinski, Murilo et al. (2025): Sources of moral distress in nursing professionals: A scoping review, in: *Nursing Ethics* 32 (5), 1418–1433.

Koksvik, Gitte H. (2022): Medicalisation, suffering and control at the end of life: The interplay of deep continuous palliative sedation and assisted dying, in: *Health* 26 (4), 512–531.

Kremling, Alexander et al. (2022): Intentional Sedation as a Means to Ease Suffering: A Systematically Constructed Terminology for Sedation in Palliative Care, in: *Journal of Palliative Medicine* 25 (5), 793–796.

Kremling, Alexander et al. (2024). Terminological confusion about sedation in Palliative Care: results of an international online vignette survey, in: *Journal of Palliative Medicine* 27 (4), 487–494.

Kremling, Alexander et al. (2025): Sedierung in der Palliativversorgung. Ergebnisse einer Onlinebefragung zum Test der Anwendung von Definitionen auf Fallszenarien unter den Mitgliedern der Deutschen Gesellschaft für Palliativmedizin und der Österreichischen Palliativgesellschaft, in: *Zeitschrift für Palliativmedizin* 26 (4), 197–203.

Krikorian, Alicia (2020): Patient's Perspectives on the Notion of a Good Death: A Systematic Review of the Literature, in: *Journal of Pain and Symptom Management* 59 (1), 152–164.

Kwon, Sinyoung et al. (2022): Ethical dilemmas and care actions in nurses providing palliative sedation, in: *Nursing Ethics* 29 (5), 1220–1230.

Lang, Alexander et al. (2022): The perspective of professional caregivers working in generalist palliative care on ›good dying‹: An integrative review, in: *Social Science and Medicine* 293, 114647.

Leboul, Daniel et al. (2017) Palliative sedation challenging the professional competency of health care providers and staff: a qualitative focus group and personal written narrative study, in: *BMC Palliative Care* 16 (1), 25.

Lee, Nam L. et al. (2024): Unveiling nurses' end-of-life care experiences: Moral distress and impacts, in: *Nursing Ethics* 31 (8), 1600–1615.

Locatelli, Marie et al. (2025): Deep Continuous Sedation until Death and Experiences of Relatives and Health Care Providers: A Systematic Review, in: *Journal of Pain and Symptom Management* 69 (7), e773-e787.

Lokker, Martine E. et al. (2018): Palliative sedation and moral distress: A qualitative study of nurses, in: *Applied Nursing Research* 40 (4), 157–161.

Maeda, Sayaka et al. (2019): Changes in opinions on palliative sedation of palliative care specialists over 16 years and their effects on clinical practice, in: *Supportive Care in Cancer* 27 (6), 2211–2219.
Maeda, Sayaka et al. (2023): Continuous deep sedation for psycho-existential suffering: A multicenter nationwide study, in: *Journal of Palliative Medicine* 26 (11), 1501–1509.
Maffoni, Marina et al. (2019): Healthcare professionals' moral distress in adult palliative care: a systematic review, in: *BMJ Supportive & Palliative Care* 9 (3), 245–254.
Meier, Emily A. et al. (2016): Defining a Good Death (Successful Dying): Literature Review and a Call for Research and Public Dialogue, in: *The American Journal of Geriatric Psychiatry* 24 (4), 261–271.
Mills, Anneliese et al. (2023): Use of palliative sedation following Medical Assistance in Dying (MAID) legislation: A mixed-methods study of palliative care providers, in: *Palliative and Supportive Care* 21 (4), 570–577.
Mofina, Amanda et al. (2025): How to define and quantify a bad death in palliative home care. Across-sectional and exploratory study using Canadian interRAI data, in: *BMC Palliative Care* 24, 77.
Morley G. (2025): The Moral Distress Model Revisited: Integrating Nurses' Experiences in the United States and United Kingdom, in: *Journal of Clinical Ethics* 36 (2): 132–151.
Nassehi, Armin et al. (2023): Das Ideal des bewussten Sterbens und die multiprofessionelle Begleitung von Sterbenden. Eine medizinsoziologische Perspektive, in: Borgardts/Roth 2023, 49–70.
Ostgathe, Christoph et al. (2023): Expert-approved best practice recommendations on the use of sedative drugs and intentional sedation in specialist palliative care (SedPall), in: *BMC Palliative Care* 22 (1), 26.
Perrotta, Sandra (2025): Sedation for Refractory Symptoms, in: Albrecht et al. 2025, 593–598.
Refolo, Pietro et al. (2025): Attitudes of physicians, nurses and the general public toward End-of-Life (EoL) decisions in European countries: an umbrella review, in: *BMC Medical Ethics* 26 (1), 60.
Riedel Annette (2023): Kontinuierliche tiefe Palliative Sedierung im stationären Hospiz. Einordnung und Reflexion einer dynamischen Diskussion, in: Borgardts/Roth 2023, 91–113.
Riedel, Annette (2020): *Palliative Sedierung im Hospiz. Konstruktion einer Ethik-Leitlinie mittels partizipativer Forschung*, Göttingen: Vandenhock & Ruprecht.
Riedel, Annette et al. (2025): Moral Distress und Moral Injury – auslösende Faktoren und Effekte im Kontext der Palliativen Sedierung im Hospiz, in: Stanze/ Riedel 2025, 79–98.
Riedel, Annette/Seidlein, Anna-Henrikje (2024): Moralisches Belastungserleben, in: *socialnet Lexikon*, https://www.socialnet.de/lexikon/29976 (abgerufen am 15. Oktober 2025).
Sallnow, Libby et al. (2022): Report of Lancet Commission on the Value of Death: bringing death back into life, in: *Lancet* 399 (10327), 837–884.
Schildmann Eva et al. (2022): *Sedierung in der Palliativversorgung – Schritt für Schritt*, in: *Onkologie up2date* 4 (3), 215–220.
Seidlein, Anna-Henrikje (2025): Definitorische Rahmung von Moral Distress und Moral Injury, Abgrenzungen und Konkretionen, in: Stanze/ Riedel 2025, 15–31.
Stanze, Henrikje/Riedel, Annette (Hrsg.): *Moral Distress und Moral Injury. Sensibilität, Verantwortung und Sorge in der Palliative Care*, Stuttgart: Kohlhammer.
Steffen-Bürgi, Barbara (2009): Ein »Gutes Sterben« und ein »Guter Tod«: zum Verständnis des Sterbeideals und seiner Bedeutung für Hospiz und Palliative Care, in: *Pflege* 22 (5), 371–378.
Stiel, Stephanie et al. (2024): Palliative Sedierungstherapie, in: Roman Rolke/Veronika Schönhofer-Nellessen (Hrsg.): *Palliative Care Multiprofessionell*, Stuttgart: Kohlhammer, 277–287.
Surges, Sèverine M. et al. (2024a): Revised European Association for Palliative Care (EAPC) recommended framework on palliative sedation: An international Delphi study, in: *Palliative Medicine* 38 (2), 213–228.
Surges, Sèverine M. et al. (2024b): Neue Empfehlungen zur palliativen Sedierung, in: Der Schmerz 38 (5), 365–373.

Thomas, Columba et al. (2024): Existential suffering as an indication for palliative sedation: Identifying and addressing challenges, in: *Palliative and Supportive Care* 22 (4), 633–636.
Tigard, Daniel W. (2019): The positive value of moral distress, in: Bioethics 33 (5): 601–608.
Tomczyk, Martyna (2025): Clinical Practice Guidelines on Palliative Sedation Around the World: A Systematic Review, in: *Journal of Palliative Care* 40 (1), 58–71.
Torvund, Solveig et al. (2025): Conceptual barriers to palliative sedation: insights from focus group interviews with specialist palliative Care professionals, in *BMC Palliative Care* 24, 299.
Van der Elst, Michael et al. (2024): Decision-making about palliative sedation for patients with cancer: qualitative study in five European countries linked to the Palliative Sedation Project, in: *BMC Palliative Care* 23 (1), 295.
Vanderveken, Liesbeth (2019): A Better Understanding of the Concept »A Good Death«: How Do Healthcare Providers Define a Good Death?, in: *The American Journal of Geriatric Psychiatry* 27 (5), 463–471.
Vieille Margaux et al. (2021): Perception, beliefs, and attitudes regarding sedation practices among palliative care nurses and physicians: A qualitative study, in: *Palliative Medicine Reports* 24 (2), 160–167.
White, Jill et al. (2025): *Renewing the Definitions of ›nursing‹ and ›a nurse‹. Final project report.*
Whitehead, Phyllis B./Swope, Mark G. (2025): Ethical Considerations in Palliative Care, in: Albrecht et al. 2025, 349–366.
Wright, David K. et al. (2020): Moral identity and palliative sedation: A systematic review of normative nursing literature, in: *Nursing Ethics*, 27 (3), 868–886.
Yildirim, Dilek et al. (2025): Moral courage of palliative care nurses and affecting factors, in: *BMC Palliative Care* 24 (1), 179.
Zaman, Mehreen et al. (2021): What would it take to die well? A systematic review of systematic reviews on the conditions for a good death, in: *Lancet Healthy Longevity* 2 (9), e593–600.

10 Was bedeutet, »seinen Prinzipien nicht folgen zu können«? Eine Anmerkung zum moralischen Belastungserleben aus philosophisch-theologischer Perspektive

Michael Roth

In ihrem Beitrag für diesen Band weist Annette Riedel auf ein äußerst wichtiges Phänomen hin, das Beachtung verdient, weil es eine virulente Gefahr nicht nur, aber auch der Praxis der Sedierung in der Palliative Care darstellt und ein Aufgabenfeld markiert, das bearbeitet werden muss: das moralische Belastungserleben (▶ Kap. 9). Dieses wird von ihr in einem einschlägigen Lexikonartikel folgendermaßen definiert: »Moralisches Belastungserleben wird während oder im Rückblick auf eine Situation erfahren, in der ethische Werte, Prinzipien und moralische Verpflichtungen nicht realisiert werden können bzw. nicht im Einklang mit diesen gehandelt werden kann. In der Folge wird die moralische Integrität der Person verletzt und moralisches Belastungserleben in seinen unterschiedlichen Qualitäten erlebt«.[153] Nach Riedel führen vor allem zwei Situationen zu einem moralischen Belastungserleben: »1. Situationen, in denen sich Professionelle nicht an den gültigen (professions-)ethischen Werten orientieren können und 2. Situationen, in denen sie moralische (Mit-)Verantwortung für Entscheidungen übernehmen müssen bzw. Entscheidungen mittragen müssen, die dem (professionellen) Werteverständnis bzw. den ethischen Verpflichtungen entgegenstehen«.[154] Dabei komme es zu einer »Verletzung der moralischen Integrität«. Mit moralischer Integrität werde ein »Zustand moralischer Unversehrtheit [bezeichnet], der dann besteht, wenn es im Rahmen des professionellen Handelns möglich ist, zentrale moralische Werte, Prinzipien und professionsethische Verpflichtungen – im Sinne des moralischen Kompasses – einzuhalten bzw. zu realisieren«.[155] So entstehe ein moralisches Belastungserleben gerade dann, »wenn Pflegefachpersonen zwar wissen, was in der jeweiligen Situation zu tun und ethisch geboten ist, institutionelle Zwänge und Gegebenheiten sie jedoch daran hindern, entsprechend zu handeln«.[156]

Die durch viele Studien untermauerte Darstellung des moralischen Belastungserlebens ist in ihrer Virulenz für den klinischen Alltag ebenso wenig zu bestreiten wie die Notwendigkeit, diese Belastung zu bearbeiten und zu lindern zu suchen. Im Folgenden möchte ich allerdings die Belastung etwas genauer verstehen, die im Kern daraus resultiert, seinen Prinzipien, Werten und Normen nicht

153 Riedel/Seidlein 2024.
154 Ebd.
155 Ebd.
156 Ebd.

folgen zu können. Meine Kernfrage lautet: Wie ist es überhaupt möglich, etwas zu tun, was den eigenen Werten, Normen und Prinzipien widerspricht, wenn diese doch unser Handeln steuern und orientieren sollten?

10.1 Handeln, das den eigenen Normen, Werten und Prinzipien widerspricht – erste Annäherung

Um zu ergründen, wie es zu verstehen ist, dass eine Person in ihrem Handeln ihre Prinzipien, Werte und Normen nicht verwirklichen kann, fragen wir zunächst, was es überhaupt heißt, in seinem Handeln Prinzipien zu verwirklichen. Schauen wir uns die gängige Vorstellung einer Handlung aus Prinzip an. Sie ist etwa folgende: Ich habe mir irgendeine Regel aus irgendeinem Grund zu eigen gemacht. Nun treten die Umstände ein, für die meine Maxime eine bestimmte Handlung vorsieht. Ich ziehe also einen Schluss aus Maxime plus Aufgabe aus der betreffenden Situation; und mein Ziehen des Schlusses ist mein Herbeiführen einer Handlung – die dann den Beispielfall der Maxime bildet.

Nun ist diese gängige Vorstellung einer Handlung aus Prinzipien in der Ethik zwar weit verbreitet, aber sie ist – wie Rüdiger Bittner eindrücklich zeigt – mit erheblichen Schwierigkeiten belastet.[157] Bittner macht darauf aufmerksam, dass wir Dinge wegen des Geschehens oder wegen der aktuellen Situation und ihrer Herausforderung tun, doch – zumindest in der Regel – nicht, um ein Prinzip zu verwirklichen. »Was wir […] betrachten und erwägen, das haben wir typischerweise vor uns, uns gegenüber«,[158] dort haben wir aber »unser Prinzip« in der Regel nicht. In der Tat: Wenn ich sage, ich habe das Fenster geöffnet, weil ein Vogel gesungen hat, dann ist es doch unplausibel, dies als Anwendung eines Prinzips zu verstehen. Das müsste man doch dann etwa folgendermaßen verstehen: Ich habe das Prinzip, wenn ich Vögel singen höre, das Fenster aufzumachen, und als ich den Vogel gehört habe und mir klar wurde, dass er gerade schön singt, und mir dann noch bewusstwurde, dass hier ein Anwendungsfall meines Prinzips vorliegt, habe ich aus meinem Prinzip gefolgert, dass ich das Fenster aufmachen muss. Ich halte diese Vorstellung für absurd. Der Vogel und sein Singen haben mich motiviert, das Fenster aufzumachen, doch nicht der Besitz eines Prinzips. Ansonsten würde es mir gar nicht um den singenden Vogel gehen, sondern um die Anwendung eines Prinzips.

Natürlich kann ein Beobachter feststellen, dass ich immer das Fenster aufmache, wenn ich einen Vogel singen höre, und so eine Regelmäßigkeit feststellen. Aber es wäre falsch, wenn er mir unterstellte, nach einer Regel in dem Sinne zu handeln, dass die Regel mein Handlungsgrund ist. So ist es beispielsweise durchaus möglich

157 Vgl. Bittner 2005, 73 ff.
158 Ebd. 95.

zu sagen, dass Fritz regelmäßig ausrastet und rumschreit, wenn irgendetwas mit seinem Computer nicht funktioniert. Aber zu sagen, Fritz habe das Prinzip auszurasten, ist doch völlig unplausibel. Es würde bedeuten, dass Fritz sich sagt: »Ich habe das Prinzip rumzuschreien, wenn der Computer nicht funktioniert, und da mir jetzt klar wird, dass (a) der Computer nicht funktioniert und mir (b) darüber hinaus klar wird, dass hier ein Anwendungsfall meines Prinzips vorliegt, muss ich wohl ausrasten«. Das ist schräg. In Wahrheit krakeelt Fritz nicht herum, weil er ein Prinzip befolgt, sondern weil der Computer nicht funktioniert. Den widerspenstigen, sein Leben trübenden Computer und nicht das Prinzip hat Fritz »vor sich«, wenn er ausrastet.

Wir werden von Facetten von Situationen angesprochen und zu einem bestimmten Handeln bewegt. Wenn wir gefragt werden, warum wir dieses oder jenes getan haben, verweisen wir auf situative Faktoren, wir schildern Züge und Anforderungen einer in unserer Geschichte auftauchenden Situation, auf die wir reagiert haben. Wir haben aus dem Fenster geschaut, weil ein Vogel gesungen hat; wir haben ein Kind getröstet, weil es geweint hat. Wenn der Handelnde eine Antwort auf die Frage nach dem Grund seines Handelns gibt, lässt er uns an der handlungsleitenden Perzeption der Situation teilhaben – die Gründe, die er angibt, bestehen im Verweis auf Züge einer Situation, auf die er reagiert hat,[159] die ihn so oder so haben handeln lassen. Auf die Frage, warum wir plötzlich die Party verlassen haben, antworten wir: »Weil es mir zu laut war.« Wir schildern somit die Züge der Party, die für unser Verlassen der Party relevant waren und diejenigen Züge der Party, die für das Verlassen der Party keine Rolle gespielt haben, lassen wir in den Hintergrund treten. Daher beschreiben wir, was geschieht, nicht, indem wir einzelne Vorkommnisse zusammenhanglos aufzählen. »Wir beschreiben es, indem wir Beziehungslinien zwischen Zuständen und Ereignissen, insbesondere Handlungen herausheben. […] Der Unterschied […] zwischen dem, worauf eine Handlung eine Reaktion ist, und etwas, das für diese Handlung belanglos ist, gehört zu dem, was wir über die Geschichten wissen, die die Welt bilden.«[160] Wir lernen auf das, was geschehen ist, zu reagieren und Reaktionen darauf als solche zu erkennen.[161]

Nun ist mit diesem Verständnis des Handelns und der Handlungsgründe nicht bestritten, dass es auch komplexe Probleme und strittige Situationen gibt, die Überlegungen erfordern, ein »Mit-sich-zu-Rate-Gehen«.[162] Wenn wir mit uns zu Rate gehen, dann lassen wir vor unserem inneren Auge Facetten und Aspekte von Situationen szenisch hervortreten, imaginieren Szenarien, die die Konsequenzen und Folgen von möglichem Handeln zum Inhalt haben, und lassen uns so beeindrucken und zu einer Reaktion bewegen. In diesem »Mit-sich-zu-Rate-Gehen« setzen wir uns selbst dem aus, »von relevanten Zügen der Situation beeindruckt zu werden, die sonst unbemerkt hätten bleiben oder weniger hätten hervortreten

159 Vgl. ebd. 81.
160 Ebd. 83.
161 Vgl. ebd. 84f.
162 Spaemann 1998, 227.

können […]. Wir lassen uns für etwas einnehmen, was wir betrachten.«[163] Wir schauen dann, was bestimmte Entscheidungen und Vorstellungen »mit uns machen«, wie sich dieses oder jenes anfühlt. Das ist auch der Grund, warum es so lange dauern kann, bis wir zu einer Entscheidung kommen.

Nun könnte man fragen, ob bei moralisch gehaltvollen Sachverhalten die Dinge nicht anders liegen. Sind Nächstenliebe, Großzügigkeit etc. nicht Prinzipien, die wir haben sollten, und zwar in dem Sinn, dass sie Grund unseres Handelns sein sollten? Die Frage ist zu verneinen; denn moralisch gehaltvolles Handeln läuft in der Weise ab, wie wir grundsätzlich Handeln beschrieben haben. Wenn wir einem verletzten Menschen auf der Straße helfen, dann tun wir es, weil er verletzt ist. Wir reagieren auf das Verletzt sein des Menschen. Und auf die Frage »Warum hast du diesem Menschen geholfen?«, antworten wir in der Regel: »Weil er verletzt war.« Es ist doch nicht so, dass wir antworten: »Ich habe das Prinzip, verletzten Menschen zu helfen, und als ich diesen Menschen gesehen habe und mir klar wurde, dass er verletzt ist, und mir dann noch klar wurde, dass hier ein Anwendungsfall meines Prinzips vorliegt, habe ich aus meinem Prinzip gefolgert, dass ich ihm helfen muss!« Der verletzte Mensch und nicht das Prinzip ist der *Grund* unseres Handelns, den verletzten Menschen haben wir – wie Bittner sagt – »vor uns« (s. o.).

Was würden wir von einem Menschen halten, der angesichts des verletzten Menschen auf ein Prinzip und nicht auf den Menschen als Handlungsgrund verweist? Müssten wir nicht annehmen, dass es dem betreffenden Menschen um ein Prinzip und gar nicht um den verletzten Menschen ginge? Und würden wir nicht denken, dass er gar nicht gemerkt hat, um was es *eigentlich* geht? »Erachten wir« – so fragt Johannes Fischer – »nicht einen solchen Menschen als moralisch rigide, wenn nicht gar als psychisch gestört, weil ihm offensichtlich der Sinn dafür abgeht, worauf es in einer solchen Situation ankommt und er somit das Wesentliche mit dem Unwesentlichen verwechselt?«[164]

Ich möchte einmal eine Gegenprobe machen und fragen, was eigentlich passieren würde, wenn wir versuchen würden, nach Prinzipien zu handeln und Normen und Werte zu Handlungsgrunden zu machen. In einem höchst instruktiven Aufsatz vertritt Michael Stocker die These, dass wir ethische Werte wie bspw. Freundschaft, Liebe und Mitgefühl ganz sicher nicht erreichen könnten, wenn wir sie zu Handlungsgründen machen würden.[165] Denn dann verfehlen wir sie – nach Stocker – mit Sicherheit. Das sei an der Wertschätzung verdeutlicht, die neben Authentizität, Achtsamkeit und Toleranz einen der gegenwärtigen Mode-Imperative darstellt.[166] Wertschätzung kann keine Intention von Menschen mit wertschätzenden Handlungen sein, denn wertschätzend zu sein, setzt nicht die Intention der Wertschätzung voraus. Warum ist das so? Ein Mensch, der wertschätzend ist, schätzt den Wert von jemandem oder etwas, er sieht den Wert von jemandem und etwas und bekundet ihn. Er schätzt aber nicht das Wertschätzen. Er hat das vor seinem Auge, was er wertschätzt, er hat nicht das »Wertschätzen« vor seinem Auge

163 Bittner 2005, 201.
164 Fischer 2012, 13.
165 Vgl. Stocker 1998.
166 Vgl. Roth/Peisker 2020.

und alles ist nur beliebiges Mittel für dieses Ziel. Sich selbst als wertschätzend zu bezeichnen, gar sich als wertschätzend zu erleben, ist daher ein sicheres Zeichen für einen Mangel an der Fähigkeit zur Wertschätzung; denn der wertschätzende Mensch sieht seine Wertschätzung nicht (er hat sie nicht »vor sich«), sondern die Wertschätzung lässt ihn dieses oder jenes so oder so (eben wertvoll) sehen. Dass jemand »wertschätzend« ist, kann man nur gleichsam hinter seinem Rücken sagen. Ein Mensch, der Dinge wertschätzt, würde antworten, dass die Dinge nun einmal wertzuschätzen sind, nicht, dass er die Intention besitzt, Dinge wertzuschätzen. Umgekehrt: Wer sich tatsächlich vornehmen sollte, wertschätzend zu sein, ist nicht bei dem Wert der Dinge, sondern bei dem Wertschätzend-Sein und damit verfehlt er den Wert der Dinge mit Sicherheit – und so die Wertschätzung. Man könnte auch sagen: Wer sich vornehmen sollte, wertschätzend zu sein, ist bei sich selbst als dem Wertschätzenden, nicht bei dem, was wertzuschätzen ist. Ganz offenkundig ist: Wertschätzung kann man sich nicht vornehmen, sie taugt nicht als Intention.

Die Überlegungen Stockers und Bittners zeigen, dass ethische Normen, Werte und Prinzipien gewöhnlich keine *Gründe* für unser Handeln sind. Unsere Geschichten lassen uns *andere* Aufgaben zuwachsen als das Verwirklichen von Normen, Werten und Prinzipien. Wir handeln nicht, *um* diese oder jene Normen zu verwirklichen. Dann aber stellt sich die Frage, welche Bedeutung Normen, Werte und Prinzipien haben, wenn sie nicht Gründe für unser Handeln sind? Es lässt sich nicht gut bestreiten, dass Menschen bestimmte Normen gelernt und verinnerlicht haben. Normen, Werte und Prinzipien sind keine Gründe für unser Handeln, sondern etwas, das Gründe zu Gründen werden lasst und ihnen damit den Charakter des Grundseins verleiht. Werte, Normen und Prinzipien geben uns somit als Grundmacher die Gründe, die wir haben, an die Hand, sind aber selbst keine Gründe. Sie bestimmen, was wir in einer Situation als richtig und gut empfinden. Normen sind eine Art Brille, die Dinge sehen lässt, die Bedeutsamkeit markiert und bestimmt, was in Szenen hervortritt und wie sie erlebt werden. Mit Werten, Normen und Prinzipien ist die handlungsleitende Perzeption von Situationen zum Ausdruck gebracht. Sie bestimmen, welche Facetten einer Situation für uns handlungsrelevant sind. Weil es aber die Facetten der Situation sind, die uns vor Augen treten, und nicht die Werte, Normen und Prinzipien (die etwas vor Augen treten lassen, aber im Hintergrund bleiben), wissen Menschen häufig nicht, was denn ihre tatsächlichen wirklichen Werte, Normen und Prinzipien sind.

Wenn mit Begriffen wie »Wert«, »Norm« oder »Prinzip« die handlungsleitende Perzeption zum Ausdruck gebracht wird, dann muss natürlich unterschieden werden zwischen dem, was tatsächliche Normen, Werte und Prinzipien sind, weil sie uns das an die Hand geben, was uns in einer Situation wichtig ist, und dem, was eine Person gerne hätte, was ihre Normen, Werte und Prinzipien sind, weil diese gesellschaftlich anerkannt sind und die Person daher zu einer moralischen Selbstanerkennung befähigen. Manchmal entdecken wir, dass uns Facetten einer Situation angesprochen und zu einem Handeln bewegt haben, die einem anderen Wertempfinden verpflichtet zu sein scheinen als dem, das wir für uns gerne in Anspruch nehmen.

Um ein Beispiel zu geben: Peter glaubt von sich, dass »Ehrlichkeit« ihm wichtig ist und zu seinen Werten gehört. Er kritisiert Politiker, weil sie »verlogen« sind und auf einem Fragebogen, der abfragt, was für einen selbst wichtige Werte sind, gibt er selbstverständlich »Ehrlichkeit« an. Und so sagt er sich auch selbst, dass er »ehrlich« ist bzw. sich um Ehrlichkeit bemüht. Wenn man ihn nun auf eine Situation anspricht, in der er nicht ehrlich war, wird er sagen, dass er »eigentlich« ehrlich ist, dass es sich bei der Situation aber um eine Ausnahme handelt, weil es ihm hier nicht möglich war, Ehrlichkeit zu leben: Entweder wollte er einen anderen Menschen nicht verletzen oder er wollte sein eigenes Ansehen nicht aufs Spiel setzen oder sonst irgendetwas. Er wird uns erklären, eigentlich ein ehrlicher Mensch zu sein, die Situation habe es aber nicht erlaubt, dass er so handelt, wie er eigentlich ist. Das nötigt aber zu einer entscheidenden Frage: Was heißt es eigentlich, ehrlich zu sein, wenn man nicht auf eine ehrliche Weise handelt. Nun muss Peter die Ehrlichkeit gar nicht völlig unwichtig sein, aber offenbar gibt es andere Dinge, die ihm wesentlich wichtiger sind. Seine eigentlichen Werte und Normen sind nicht Ehrlichkeit, sondern »gut bei Leuten anzukommen«, »keinen Ärger zu bekommen« oder sonst irgendetwas, was sein Nebeninteresse, Ehrlichkeit, nicht hat wirksam werden lassen.

Ich kehre zur Ausgangsfrage zurück: Was heißt also, dass wir unseren Prinzipien nicht folgen konnten? Es heißt offenbar, dass wir in einer Situation das nicht getan haben, was wir vor (und nach) der Handlung als moralisch korrektes Handeln angesehen haben. Offenbar waren uns während der Handlung andere Dinge wertvoller und wichtiger. Dies kann durchaus eine belastende, schmerzhafte Einsicht sein: Ich bin nicht der, der ich zu sein gedacht habe. Damit wird meine moralische Integrität verletzt, weil offenbar wird, dass ich gar nicht die moralische Integrität habe, von der ich geglaubt habe, sie zu haben. Und daher steht meine moralische Selbstanerkennung nun auf wackligen Füßen. Ich bin ein ganz anderer als der, dem ich Anerkennung gezollt habe. Ich habe den Wert nur so lange »besessen«, wie er mich nichts gekostet hat. Wenn – um auf unser Beispiel zurückzukommen – Peter also sagt, dass ihn die äußere Situation gezwungen habe, käme es uns doch irgendwie als nicht ganz angemessen vor. Die äußere Situation hat ihn nicht gezwungen, sondern hat Dinge bereitgestellt, die für ihn verlockender waren, als ehrlich zu sein. Diese Behauptung will ich im Folgenden prüfen.

10.2 Erzwungenes und verantwortliches Handeln – zweite Annäherung

Warum haben wir das nicht getan, was sich als richtig und wertvoll erschlossen hat? Können wir sagen, dass dies daran lag, weil wir (durch die Situation oder/und durch andere Menschen) dazu gezwungen wurden? In der Tat kommt es vor, dass wir zu einer Handlung gezwungen werden, etwa wenn uns jemand von einem Dach schubst und wir nach unten fallen. Dann können wir nicht anders als uns in Richtung auf den Asphalt hinzubewegen. Aber würden wir uns hierfür Vorwürfe machen und uns fragen, wieso wir uns nicht Richtung Dach bewegt haben? Ich halte das nicht für völlig unmöglich, aber nicht die Regel. Es ist deshalb nicht die Regel, weil die Handlung keine selbstbestimmte Handlung wäre, die wir zu verantworten haben. Nur (mehr oder weniger) freie und selbstbestimmte Handlungen rechnen wir uns an, geben ihnen unser Ich-Vorzeichen und verantworten sie. Ich will dies im Folgenden erläutern und begründen.

Wann bezeichnen wir eine Handlung als selbstbestimmt? Selbstbestimmt sind Handlungen, wenn sie sich auf ihren faktischen Urheber und *seine* Motive, Wünsche und Intentionen zurückführen lassen. Es macht einen erheblichen Unterschied, ob eine Handlung durch einen Urheber selbst bestimmt wird oder sie sich auf andere, der Person nicht zuschreibbare Faktoren – wie andere Personen oder Situationen – zurückführen lässt. Eine selbstbestimmte Handlung unterscheidet sich von einer erzwungenen Handlung somit dadurch, dass Letztere eben nicht einem Wunsch und einer Überzeugung und damit nicht der Natur des Handelnden entspringt. »Wenn jemand aufgrund eines freien Entschlusses heiratet, so heißt dies dem populären Verständnis zufolge, dass der Entschluss nicht durch andere (z.B. Eltern) bestimmt war, sondern dass er mit der Natur des Handelnden in Einklang stand; der Bräutigam hat sich seiner Natur gemäß entschieden. Wäre er ein anderer gewesen, […] so hätte er sich anders entschieden.«[167] Wir sprechen daher von Freiheit und Selbstbestimmung, wenn die Handlungen in der Natur, dem So-und-nicht-anders-Sein der Person begründet sind, und wenn die Person daher für die Handlungen »etwas kann«, weil sie *ihren* Wünschen, Motiven und Intentionen entspringen.

Wenn wir nun davon sprechen, dass eine freie und selbstbestimmte Handlung eine solche ist, die den Wünschen, Motiven und Intentionen des Handelnden entspricht, so ist sofort hinzuzufügen, dass es natürlich kein Handeln gibt, das nicht auch äußeren Umständen Rechnung tragen muss. Wenn wir tun, was wir wollen, müssen wir immer »Kompromisse« mit diesen äußeren Umständen schließen. Und natürlich differieren unsere Lebenssituationen auch hinsichtlich der Zahl der Kompromisse, die wir schließen müssen. Es gibt Menschen, denen mehr Möglichkeiten offenstehen als anderen, und es gibt Situationen, in denen wir mehr Kompromisse schließen müssen als in anderen. Aber insofern unsere Handlungen nicht *ausschließlich* durch Zwang beherrscht werden, kann eine Handlung als frei und selbstbestimmt bezeichnet werden.

Auch unser *Gefühl* der Freiheit ist hierin begründet: Ein wesentlicher Gesichtspunkt für das Gefühl der Freiheit ist, dass wir Handlungsoptionen haben. Das heißt: Wir müssen uns glaubhaft vorstellen können, dass wir jetzt oder in einer vorgestellten Situation A oder auch B tun könnten.[168] Von daher können wir formulieren: Voraussetzung dafür, sich in einer Handlung als frei und selbstbestimmt zu erleben (und diese daher auch so zu bezeichnen), ist die Existenz von Handlungsalternativen. Wenn eine Person in ihrer Entscheidung keine Alternativen hat, fühlt sie sich auch nicht frei und selbstbestimmt. So formulieren Michael Pauen und Gerhard Roth: »Nehmen wir […] an, eine Person vollziehe in einer be-

167 Stemminger 1992, 243.
168 Merkel/ Roth 2008, 63 f.

stimmten Situation eine Handlung A anstelle einer Handlung B: Sie bezahlt, statt zu stehlen. Um als frei und selbstbestimmt [...] zu zählen, muss es auf die Person, genauer: auf die personalen Präferenzen der Person zurückzuführen sein, dass sie die Handlung A und nicht die Handlung B vollzogen hat. Dies aber impliziert ganz offensichtlich, dass die Person sowohl A als auch B tun *kann*, und es daher nur noch auf die Person ankommt, ob sie A oder B tun *wird*. Wenn die Person ohnehin nur noch A tun *kann*, dann hängt es nicht mehr von ihr ab, ob sie A oder B tun wird, sondern von der Instanz, die sie darauf festlegt, A zu tun. Wenn mir also die lückenlose Überwachung durch Ladendetektive gar keine Möglichkeit lässt, in einem Lebensmittelladen zu stehlen, statt die Ware zu bezahlen, dann ist es keine selbstbestimmte Handlung, wenn ich die Waren bezahle, statt sie zu stehlen. Ich *könnte* die Ware ja gar nicht stehlen. Anders ausgedrückt: Wenn ich die Ware unter diesen Bedingungen bezahle, anstatt sie zu stehlen, ist dies nicht auf mich, sondern auf die Bedingungen zurückzuführen, die den Ladendiebstahl ausschließen. Wenn es aber auf *mich* zurückzuführen ist, dass ich die Waren bezahle, statt sie zu stehlen, dann kann dies eben nicht durch äußere Bedingungen festgelegt sein. Ich muss also die Ware stehlen *können*, selbst wenn ich sie faktisch bezahle.«[169] Als frei und selbstbestimmt bezeichnen wir also eine Handlung, wenn unser Wille begründet, warum eine Handlung so und nicht anders ausgefallen ist. Von daher können wir auch formulieren: Frei und selbstbestimmt bin ich, wenn ich alternative Handlungsmöglichkeiten habe und daher auch anders handeln könnte, wenn ich anders würde handeln wollen.

Eine zweite Klärung ist in dem Zusammenhang nötig: Wenn wir sagen, dass eine freie und selbstbestimmte Handlung deshalb so genannt wird, weil sie unseren Motiven, Wünschen und Intentionen entspricht, dann bedeutet dies natürlich nicht, dass wir nur jeweils ein Motiv in einer Situation haben. Es kann vielmehr sein, dass wir verschiedene Motive haben und uns unterschiedliche Facetten einer Situation herausfordern. Das stärkste Motiv wird sich dann durchsetzen.

An der Tatsache, dass sich Handlungen unseren Motiven, Wünschen und Intentionen verdanken, liegt – wie bereits erwähnt – auch unser Gefühl, dass wir verantwortlich sind. Auf die Frage »Warum hast du dies oder jenes getan?« können wir nur bei Taten antworten, die unseren Intentionen und Motiven entspringen. Man wird daher Peter F. Strawson zustimmen, wenn er darauf verweist, dass es ein unaufgebbares Merkmal unserer sozialen Beziehungen ist zu unterstellen, dass unsere Mitmenschen verantwortlich handeln.[170] Wir unterstellen, dass Menschen verantwortlich handeln, insofern wir sie nötigen, *Antwort zu geben auf die »Warum«-Frage.* Eine Antwort auf die »Warum«-Frage verlangt die Tat zu begründen, und zwar im Blick auf die Intention des Handelnden. Eine aufgezwungene Tat, die in keiner Beziehung zu uns steht, weil sie sich nicht unseren Motiven, Intentionen und Wünschen verdankt und folglich kein Ausdruck unseres So-und-nicht-anders-Sein und uns daher nicht zurechenbar ist, können wir und werden wir nicht verantworten.

169 Pauen/Roth 2008, 53.
170 Vgl. Strawson 1982.

10.3 Moralische Belastung

Was geschieht, wenn wir sagen, dass »wir unseren Prinzipien nicht folgen konnten« und dadurch eine Belastung entsteht, die zu einer Verletzung der moralischen Integrität führt?

Moralisch integer sind wir meistens nur so lange, wie wir Prinzipien zu besitzen meinen, deren Verwirklichung aber nicht eingefordert wird. Am besten können wir daher unsere moralische Integrität in der moralischen Kommunikation etablieren: Wir formulieren moralische Positionen, fällen moralische Urteile und gewinnen so unser ideales Selbst: als diejenigen, die eben diese Positionen besitzen. Dieses ideale Selbst stimmt dem moralisch Guten zu und erweist sich in dieser Zustimmung zum moralisch Guten als gut.

Zu einer Irritation kommt es, wenn wir entdecken, dass wir für das nicht eingestanden sind, was uns wichtig erscheint. Insofern wir nicht mit einer Waffe zu der Aufgabe unserer Ansichten gezwungen wurden, müssen wir eine schmerzhafte Entdeckung machen: Unsere Prioritäten sind ganz andere. Wir haben das, was wir für richtig ansehen, nicht befolgt, weil wir andere Fäden aufgegriffen haben, die in der Situation lagen: das Vermeiden von Ärger, das Vermeiden eines anstrengenden Kampfes, das Vermeiden, als jemand zu gelten, der schwierig ist, den Verlust der Arbeit etc. Wir haben getan, was wir für falsch halten, weil wir die sind, die wir sind. Von hier aus eröffnen sich zwei Abgründe: Zum einen stellt sich die Frage, ob das, was wir hier an uns entdeckt haben, auch für andere unserer Handlungen gilt. Sind auch sie in erster Linie durch die Liebe zu uns selbst motiviert? Zum anderen müssen wir uns fragen, ob wir uns tatsächlich von denen so stark unterscheiden, die wir für »böse« halten, weil sie auf eine verwerfliche Weise handeln. Sind auch sie nicht »eigentlich« ganz anders, als sie es in den Situationen, auf die es ankommt, zeigen?

Um es noch einmal zu sagen: Es geht nicht darum, das moralische Belastungserleben völlig neu und anders zu sehen, sondern eine weitere Facette hinzuzufügen. Diese weitere Facette hat auch Konsequenzen für den Umgang mit der moralischen Belastung. Eine wichtige Frage, auf die wir eine Antwort brauchen, lautet: Wie schaffen wir es, uns dem zu stellen, wie wir *tatsächlich* sind, jenseits einer Verzweiflung über die eigenen Abgründe und einer Täuschung über die eigene moralische Integrität?

Literatur zu Kapitel 10

Bittner, Rüdiger (2005) *Aus Gründen handeln*, Berlin/New York: Walter der Gruyter.
Fischer, Johannes (2012) *Verstehen statt Begründen. Warum es in der Ethik um mehr als nur um Handlungen geht*, Stuttgart: Kohlhammer.

Merkel, Grischa/Roth, Gerhard (2008) Freiheitsgefühle, Schuld und Strafe, in: Klaus-Jürgen Grün et al. (Hrsg.); *Entmoralisierung des Rechts. Maßstäbe der Hirnforschung für das Strafrecht*, Göttingen: Vandenhoeck & Ruprecht, 54–95.

Pauen Michael/Roth Gerhard (2008) *Freiheit, Schuld und Verantwortung. Grundzüge einer naturalistischen Theorie der Willensfreiheit*, Frankfurt am Main: Suhrkamp.

Riedel, Annette/Seidlein, Anna-Henrikje (2024) Art. Moralisches Belastungserleben, in: *socialnet Lexikon*, https://www.socialnet.de/lexikon/Moralisches-Belastungserleben [abgerufen am 15. Oktober 2025].

Roth, Michael/Peisker, Ulrike (2020) Ehrlich selbstlos? Auch Kirche und Theologie reiten auf der modernen Wertschätzungswelle. Ist das richtig? Ein Zwischenruf, in: *Publik-Forum Extra Thema* 7, 10–12.

Spaemann, Robert (1998) *Personen. Versuche über den Unterschied zwischen »etwas« und »jemand«*, Stuttgart: Klett Cotta.

Streminger, Gerhard (1992) *Gottes Güte und die Übel in der Welt. Das Theodizee-Problem*, Tübingen: Mohr Siebeck.

Stocker, Michael (1998) Die Schizophrenie moderner ethischer Theorien, in: Klaus-Peter Rippe/Peter Schader (Hrsg.): *Tugendethik*, Stuttgart: Reclam.

Strawson, Peter E. (1982) Freedom and Resentment, in: Gary Watson (Hrsg.): *Free Will*, Oxford/New York: Oxford University Press, 59–80.

11 »Und ob sie's mitbekommt, weiß man ja nicht…« Begleitung sedierter Patienten und die Entscheidung für (oder gegen) eine Sedierung

David Borgardts

In der Einleitung wurde beschrieben, worin die leitende Idee dieses Bandes besteht: das Problem, ob bzw. wann eine Indikation für eine gezielte Sedierung in der Palliative Care vorliegt, *nicht* in den Mittelpunkt zu stellen. Die vieldiskutierte Frage: »*Sedieren oder nicht sedieren?*«[171] wollten wir somit gewissermaßen ausklammern. Stattdessen haben wir unsere Aufmerksamkeit auf die Frage gerichtet, wie – ist die Entscheidung einmal getroffen – der sedierte Patient oder die sedierte Patientin belgeitet werden kann.

In den verschiedenen Beiträgen ist dann allerdings an vielen Stellen deutlich geworden, dass die Frage nach der Indikation schwer übergangen werden kann, und sie ist immer wieder explizit oder implizit in den Blick gekommen. In diesem letzten Beitrag möchte ich nun noch einmal etwas expliziter auf diese Frage zu sprechen kommen. Es geht mir darum, eine Beobachtung zu formulieren, und zwar, dass die Frage, die wir ausgeklammert haben (nämlich die Frage nach der Entscheidung für oder gegen eine gezielte Sedierung) und die Frage, die wir in den Mittelpunkt gestellt haben (nämlich die Frage nach der Begleitung sedierter Patienten) *miteinander verschränkt* sind. Diese Verschränkung besteht darin, dass es für die Entscheidung, ob wir einen anderen Menschen in einen bestimmten Zustand (Sedierung) bringen wollen, eine Rolle spielt, wie wir uns die spätere Interaktion mit dem dann sedierten Menschen vorstellen. Dies ist der Zusammenhang, dem ich in diesem Beitrag nachgehen möchte.

11.1 Die normative Qualität von Bewusstsein am Lebensende als ethisches Problem

Ich möchte beginnen mit einem Eindruck, den ich in persönlichen Gesprächen gewonnen habe: Wenn Menschen in meinem Umfeld – Freunde von Freunden auf Geburtstagsfeiern oder auch Kollegen in der Schule, an der ich arbeite – darauf aufmerksam werden, dass ich nebenberuflich forsche, fragen sie manchmal, was ich

---

171 Vgl. Radbruch/Nauck 2010.

denn da mache. Wenn ich dann erzähle, dass ich zur Sedierung am Lebensende arbeite, bekommt das Gespräch häufig einen anderen Ton: »Ach... ja, beim Vater meiner Frau war das ja auch am Ende so.«

Mein Eindruck ist: Viele Menschen haben bei dem Stichwort ›Sedierung‹ schnell Bilder im Kopf. Sie können davon erzählen. Von den letzten Tagen in der Begleitung eines Angehörigen. Von dem Wunsch, jetzt alles richtig zu machen. Von schwierigen Entscheidungen. Von Gesprächen in der Familie. Von ärztlichem und pflegerischem Personal, von dem man sich gut oder weniger gut begleitet gefühlt hat.

Mein Eindruck ist zudem, dass die Frage, um die Erzählungen von Angehörigen häufig kreisen, jene ist, ob die Entscheidung zur Sedierung die »richtige« war. Ein Zweifeln, ob ein Sterbeprozess beschleunigt wurde, ist meinem Eindruck nach dabei allerdings weniger häufig spürbar. Häufiger klingt an, dass Angehörige sich fragen, ob die Sedierung dem Sterben, so wie es war, in einem weiteren, offeneren Sinne »etwas genommen« hat.

In der ethischen Debatte zur gezielten Sedierung in der Palliative Care nimmt der Aspekt der Verkürzung von Lebenszeit naturgemäß eine zentrale Stellung ein. Aber auch der »weichere« Aspekt des möglichen Einflusses einer Sedierung auf Sterbe- und Abschiedsprozesse wird durchaus diskutiert. Bei diesem Aspekt geht es darum, inwiefern die Minderung von Bewusstsein am Lebensende *als solche*, also unabhängig von einer möglichen Verkürzung von Lebenszeit, eine normative Qualität haben kann.

Ein Aufsatz des US-amerikanischen Ethikers Daniel Sulmasy in einem von ihm selbst herausgegeben Sonderband der Zeitschrift *Theoretical Medicine* nimmt dieses Thema in prominenter Weise in den Blick. Sulmasy argumentiert, dass das menschliche Bewusstsein ein »menschliches Gut höherer Ordnung« (»higher-order human good«) darstelle. Besonders sterbende Personen hätten »wichtige spirituelle und existenzielle Bedürfnisse« (»significant spiritual/existential needs«), die ohne Bewusstsein nicht angemessen erfüllt werden könnten. Dieser Umstand schließt für Sulmasy zwar nicht in jeder denkbaren Situation eine Sedierung aus. Gerechtfertigt sei aber stets nur eine »sparsame gezielte Sedierung« (»parsimonious direct sedation«), die darüber hinaus nur »sehr selten« (»very rarely«) ethisch gerechtfertigt und niemals angemessen als Antwort auf existenzielles oder spirituelles Leiden sei.[172]

Gegenüber dieser restriktiven Position wurde verschiedentlich Einspruch eingelegt. So konzediert der niederländische Ethiker Govert den Hartogh, dass die Minderung von Bewusstsein in der letzten Lebensphase ein »Übel« (»harm«) darstellen *kann.* Allerdings sieht sich Harogh nicht im Stande, die stark restriktive Position Sulmasys nachzuvollziehen, eine tiefe Sedierung bis zum Tod »nur als letztes Mittel« (»only as a means of last resort«) zuzulassen. Denn auch wenn wir annehmen, dass alle Patienten solche wie die von Sulmasy beschriebenen Interessen haben – was selbst nicht unstrittig ist –, so wird man doch wenigsten anerkennen, dass es in jedem Fall eine individuelle Entscheidung sein wird, ob diese

172 Vgl. Sulmasy 2018.

Interessen durch andere Interessen wie etwa, frei von Leiden zu sterben, aufgewogen werden.[173]

Die Kontroverse zwischen Sulmasy und den Hartogh kann beispielhaft stehen für einen Streitpunkt innerhalb der ethischen Debatte über die Sedierung in der Palliative Care: Auf der einen Seite stehen Positionen, die aus der Annahme einer normativen Qualität des Bewusstseins über eine wahrgenommene Leichtfertigkeit in der Entscheidung zur gezielten Sedierung irritiert sind,[174] auf der anderen Seite stehen Positionen, die wiederum über diese restriktive Haltung irritiert sind und eher die Gefahr sehen, dass leidenden Patienten eine Sedierung vorenthalten wird.[175]

Wie kann diese gegenseitige Irritation erklärt werden? Eine mögliche Erklärung könnte sein, dass auf beiden Seiten unterschiedliche ethische Prinzipien vorherrschen. Mir scheint jedoch eine andere Erklärung plausibler, und zwar, dass die gegenseitige Irritation ausgelöst wird durch unterschiedliche Vorstellungen davon, *welche konkreten, normativ relevanten Folgen der Verlust des Bewusstseins in der klinischen Praxis hat.*

Dieser Intuition, dass ein Verständnis der beschriebenen Kontroverse weniger auf der Ebene der theoretisch-ethischen Reflexion als eher auf die Ebene der konkreten Fallgeschichten ermöglicht wird, möchte ich im Folgenden nachgehen, indem ich im Rahmen einer kleinen empirischen Untersuchung analysiere, wie Angehörige in Bestattungsgesprächen von Episoden geminderter Bewusstheit im Sterbeprozess erzählen und wie sie diese normativ deuten.

11.2 Minderung von Bewusstheit in Erzählungen des ›guten Sterbens‹

In jüngerer Zeit ist das ›gute Sterben‹ zu einer zunehmend dominanten Kategorie in der wissenschaftlichen Diskussion zur Ethik am Lebensende geworden.[176] Auch wenn sie von der neuaristotelischen Rede vom ›guten Leben‹ beeinflusst zu sein scheint, ist ihre Stärke wohl, sich nicht einem bestimmten Lager innerhalb der normativen Ethik zuzuordnen, sondern vielmehr Unterschiedlichkeiten im normativen Empfinden verschiedener Akteure sichtbar und beschreibbar zu machen. Aus diesem Grund ist es gerade die empirisch-ethische Forschung, die diese Kategorie für ihre Arbeit als brauchbar erkannt hat.

Innerhalb der Debatte um das ›gute Sterben‹ wurde nun in überzeugender Weise darauf hingewiesen, dass sich normative Empfindungen nicht nur, aber mit einer besonderen Dichte in narrativ strukturierten Mustern abbilden. Michael Coors

173 Vgl. den Hartogh 2023, 138 ff.
174 Vgl. Wirth 2015; Wirth/Hurwitz 2016; van Delden 2023.
175 Vgl. Takla et al. 2021; Gilbertson 2023.
176 Vgl. für viele Hutter et al. 2015; Breitsameter 2020.

beschreibt die präskriptive Wirkmacht dieser »Narrative des guten Sterbens« auf prägnante Weise: »Verläufe am Lebensende sollen möglichst so erzählt werden können, dass die Geschichte des Lebensendes als gutes Ende erzählt werden kann.«[177]

Diese Beobachtung soll im Folgenden die Grundlage für eine kleine, empirisch-ethische Untersuchung sein. Für diese Untersuchung habe ich keine eigenen Daten erhoben, sondern von dem Praktischen Theologen Maximilian Bühler die Erlaubnis erhalten, eine Zweitauswertung eines von ihm erhobenen Datensatzes durchzuführen.

Bühler hat im Rahmen seiner Forschung zur Praxis von Bestattungsgesprächen[178] sieben Gespräche auf Tonband aufzeichnen lassen. Fünf dieser Gespräche wurden von evangelischen Pfarrerinnen und Pfarrern geführt, ein Gespräch von einem methodistischen Pastor und ein Gespräch von einem freien Trauerredner.[179]

In Bühlers vielschichtigen Analyse der Daten sind es vor allem zwei Einsichten, an die ich für meine eigene Untersuchung anknüpfen möchte. Zum einen konnte Bühler innerhalb der Gespräche eine »Sterbeerzählung« als selbstständige Passage identifizieren, die sich durch ihr besonderes Thema, aber auch durch eine besondere Gesprächsdynamik von ihrem Kontext abheben lässt.[180] Zum anderen konnte Bühler nachweisen, dass in diese Sterbeerzählungen regelmäßig Narrative des ›guten Sterbens‹ eingearbeitet sind.[181] Das heißt konkret: Die Angehörigen nehmen die Bestattungsgespräche in Gebrauch als eine Möglichkeit der narrativen Verständigung darüber, ob bzw. inwiefern das Sterben des Verstorbenen dem Muster eines ›guten Sterbens‹ zugeordnet werden kann.

Auf der Grundlage dieser beiden Einsichten Bühlers habe ich mich den Daten zugewendet mit der Frage, *welche Funktion in diesen narrativen Verständigungsprozessen (über die Möglichkeit einer Zuordnung des erlebten Sterbens zu einem ›guten Sterben‹) Episoden geminderter Bewusstheit*[182] *des Verstorbenen haben könnten.*

Eine erste Beobachtung, zu der ich schnell gelangen konnte, ist die schlichte Beobachtung, *dass* Episoden geminderter Bewusstheit eine Bedeutung innerhalb der Sterbeerzählungen haben. Nur in einem der sieben Gespräche wird *keine* Episode geminderter Bewusstheit erzählt, und zwar deshalb, weil es keine gab: Die Person ist unerwartet in ihrem Fernsehsessel verstorben. Aber selbst in diesem Gespräch wird die Minderung von Bewusstheit noch thematisch, als die Angehörigen auf ihre *Abwesenheit* im Sterbeprozess hinweisen:

177 Coors 2018, 200, der sich aber in seinem Aufsatz kritisch zu den von ihm untersuchten normativen Narrativen positioniert.

178 Vgl. Bühler 2023.

179 Vgl. ebd. 166 ff.

180 Vgl. ebd. 326 ff.

181 Vgl. ebd. 334–339.

182 Im Folgenden spreche ich nicht von der Minderung von ›Bewusstsein‹, sondern von der Minderung von ›Bewusstheit‹. Dies ist darin begründet, dass das Wort ›Bewusstsein‹ assoziiert sein kann mit der Möglichkeit eines Subjektes, *überhaupt* phänomenale Erlebnisse zu haben. Diese Fähigkeit wird aber bei leichten Eintrübungen des Wachbewusstseins, welche auch in den Gegenstandsbereich meiner Frage gehören, wohl noch nicht als »gemindert« angesehen werden können, weshalb hier die Rede von ›gemindertem Bewusstsein‹ m. E. missverständlich wäre.

M1: Das war halt Pech. Aber für sie war's [das] Beste, wenigstens. Im Krankenhaus hätte [man] da rumgedoktert und das wollte sie sowieso nicht [...] F1: Und [wär] noch an Schläuche [gekommen] oder so was. Oh, nee nee nee... (S-V, 815–825)[183]

Erkennbar ist an dieser Stelle, dass der Zustand, den die Angehörigen sich hier ausmalen, auch deshalb als nicht wünschenswert beschrieben wird, weil er einen Zustand geminderter Bewusstheit darstellt. Damit können wir aber noch einen zweiten Schritt machen: Über die Abwesenheit von geminderter Bewusstheit wird hier nicht nur gesprochen, sie wird normativ gedeutet. Es war »[das] Beste«, es war gut.

Und das ist nicht nur in diesem Gespräch so. Auch in den anderen Gesprächen, in denen Episoden geminderter Bewusstheit erzählt werden, werden diese regelmäßig explizit oder implizit normativ verortet. Es wird deutlich, dass für die Angehörigen das Auftreten von geminderter Bewusstheit eine Bedeutung hat für die empfundene Möglichkeit, ein Sterben als ›gutes Sterben‹ zu erzählen.

Aber inwiefern tut es das? Meine Auswertung der Daten hat ergeben, dass in den Gesprächen drei empfundene Aspekte eines ›guten Sterbens‹ repräsentiert sind, mit denen die Erinnerung an die geminderte Bewusstheit des Sterbenden interferiert. Die ersten zwei Aspekte, die ich identifizieren konnte, sind, dass Angehörige in den Gesprächen die *Freiheit von Schmerzen* und die fortgesetzte *Pflege sozialer Beziehungen* als Aspekte eines ›guten Sterbens‹ versprachlichen. In diesen beiden Aspekten können meine Beobachtungen an Bühlers, einer weiter gefassten Fragestellung folgenden, Analyse der Sterbeerzählungen anschließen.[184] Der dritte Aspekt ist demgegenüber etwas spezifischer: Ich werde zu zeigen versuchen, dass Angehörige in der Erzählung von Episoden geminderter Bewusstheit auch den *Erhalt von biografischer* Kohärenz als ein Aspekt eines ›guten Sterbens‹ zur Sprache bringen.[185]

Bewusstheit und ›gutes Sterben‹ 1: *Schmerzfrei Sterben*

Ein symptomfreies, vor allem schmerzfreies Sterben steht für viele Menschen in ihrer persönlichen Konstruktion eines ›guten Sterbens‹ an oberer Stelle.[186] Da geminderte Bewusstheit auch geminderte Empfindungsfähigkeit umfasst, kann eine erhoffte Schmerzfreiheit auch darin realisiert sein, zu einem Zeitpunkt, in dem Schmerzen und andere Symptome eskalieren, nicht mehr bei Bewusstsein zu sein. Die sich daraus ergebene Deutungsmöglichkeit der geminderten Bewusstheit als etwas, dass sich abschirmend über die Symptomlast legt, wird in drei der von mir untersuchten Gesprächen aufgerufen (S-II; S-VI; S-VII).

183 Im Sinne der Lesbarkeit wurden die Zitate behutsam angepasst: Interjektionen wurden herausgenommen, Dialektformen in Standarddeutsch übertragen, gleichzeitig gesprochene Sätze wurden hintereinander gestellt. Der Inhalt ist dabei unverändert geblieben, inhaltliche Auslassungen wurden durch Auslassungszeichen gekennzeichnet.

184 S.o. Anmerkung 11.

185 Vgl. Streeck 2018, wie Coors 2018 allerdings in kritischer Positionierung gegenüber dem Ideal der Kohärenz, das sie untersucht.

186 Vgl. den Literaturbericht von Krikorian et al. 2020.

Besonders in Gespräch VI erhält dieser Aspekt ein großes Gewicht. Die Angehörigen berichten bereits im Vorfeld der eigentlichen Sterbeerzählung von großen und anhaltenden Schmerzen des Patienten.

> *M4: [...] Also die Nervenenden waren irgendwie so gereizt, dass er eigentlich die letzten anderthalb Jahre mehr oder weniger Dauerschmerzen hatte.* (S-VI, 2450–2451)

Demgegenüber stellen die Angehörigen es als einen großen Wunsch des Verstorbenen heraus, in der letzten Phase schmerzfrei zu sein. Dass dies schließlich von den behandelnden Ärzten berücksichtigt wurde, berichten die Angehörigen mit spürbarer Erleichterung:

> *F1: Und er war ja gut eingestellt vom Morphium her, also von daher haben sie das richtig toll gemacht, das muss ich sagen. Das hat mir da richtig gut gefallen, dass die das wirklich so begleiten. F2: Dass auch die Ärzte [...] wirklich da drauf Rücksicht genommen haben, was er wollte. [...] F1: Und die haben ihn richtig gut mit Morphium eingestellt. Das war nicht zu hart, das war nicht zu schwach, das war super! M4: Ja ja, die haben sich langsam rangetastet.* (S-VI, 2734–2757)

Neben dieser Deutung der geminderten Bewusstheit als vor dem unerwünschten Schmerzerleben schützender Zustand findet sich aber in einem Gespräch auch der gewissermaßen umgekehrt gelagerte Fall, dass die geminderte Bewusstheit als *Hindernis* einer erfolgreichen Symptomtherapie gedeutet wird. So erinnert sich eine Angehörige in Gespräch S-I mit starkem Bedauern, dass ihre an Demenz erkrankte Mutter sich nach einem Sturz ihnen gegenüber nicht über ihre Schmerzen äußern konnte.

> *M1: Und dann hat [...] vier Tage später der Doktor Kraus – das war unser Hausarzt, der ist drüben in der Elisenstraße, [den] haben wir auch schon fünfzig Jahre – der hat festgestellt, dass sie – sie konnte ja nicht sagen, wo es weh tut oder was, überhaupt nichts – und der hat festgestellt, dass sie... an ihrem Verhalten, an ihrem Gesichtsausdruck, dass sie Schmerzen haben muss. Nach vier Tagen.* (S-I, 676–690)

Aspekte des ›guten Sterbens‹ 2: *In-Kontakt-Bleiben*

Im letzten Zitat aus dem Gespräch S-I klingt – neben den Problemen in der Schmerzmedikation – bereits ein weiterer Aspekt an, den ich als den Wunsch, mit dem Sterbenden in Kontakt zu bleiben, beschreiben möchte. Dieser Wunsch zielt darauf, dass der Sterbende, wenn auch in veränderter Form, mit den Menschen, die ihn begleiten, ein Verhältnis des wechselseitigen Wahrnehmens aufrechterhalten kann. Dass der sterbende Mensch teilhaben kann an dem, was um ihn her geschieht und dass auch umgekehrt die Angehörigen an seinem Empfinden teilhaben können.

In der oben zitierten Passage ist deutlich spürbar, dass die erzählenden Angehörigen auch *diesen* Aspekt eines ›guten Sterbens‹ durch die geminderte Bewusstheit der Sterbenden einschränkend berührt sehen. Neben der Trauer darüber, dass die Sterbende Schmerzen hatte, ist bei den Angehörigen auch eine Trauer darüber vorhanden, dass *gerade sie* als engste Angehörige nicht sehen konnten, wie es der Sterbenden ging.

Dieser Aspekt spielt auch in anderen Gesprächen eine Rolle. In Gespräch S-III erinnert sich eine Angehörige schmerzhaft daran, dass der Sterbende bei dem letzten Besuch nicht mehr in der Lage war, sich ihr verständlich zu machen.

> *F2: Er hat mir auch ganz viele andere Sachen gesagt, die hinten und vorne nicht gestimmt haben, in dem Augenblick. Er hat was von Mannheim erzählt und von einem Arzt hier in Pfungstadt und … also er war da schon ziemlich verdreht und verwirrt. Abends kam dann halt der Anruf, dass sie ihn neben dem Bett gefunden haben (S-III, 444–456).*

In den bisher genannten Beispielen wird die geminderte Bewusstheit der sterbenden Person als ein Umstand gedeutet, der den zwischenmenschlichen Kontakt gestört oder verhindert hat. Dadurch ist die empfundene Möglichkeit, das Sterben als ein gutes zu erinnern, eingetrübt worden.

Der wahrgenommene störende Einfluss einer geminderten Bewusstheit kann sich auch darin zeigen, dass Angehörige berichten, sich sehr nach letzten, wachen Momenten gesehnt zu haben. So erzählt im Gespräch S-IV eine Angehörige von einer aus dem Zusammenhang des Gespräches nicht eindeutig identifizierbaren Intervention, die aber ein Wacher-Werden der Sterbenden möglich gemacht hat.

> *F1: Und ich habe dann auch gebeten, als die Ärzte gesagt haben, sie wollen nichts mehr machen, dass sie das vielleicht noch einmal versuchen, einfach damit sie ein bisschen zu sich kommt, weil dann wurde sie immer wacher. Und dann hat sie uns eigentlich alle auch noch mit einigermaßen offenen Augen gesehen. Vorher war ja, hat sie ja eigentlich nur noch geschlafen. (S-IV, 1014–1024)*

Es ist nun aber keineswegs so, dass eine geminderte Bewusstheit der Sterbenden *notwendigerweise* als Abbruch des zwischenmenschlichen Kontaktes erlebt wird. Dies zeigt eine Passage aus dem Gespräch S-II, in dem die Angehörigen von der Zeit ihrer Mutter auf der Palliativstation berichten.

> *M2: Sie hat die Augen ja fast nicht mehr aufgemacht. Und wo sie dort drin war, hat sie ja die Augen gar nicht mehr aufgemacht. Und ob sie's mitgekriegt hat, wissen wir die letzten drei Tage auch nicht. Wir haben wohl mit ihr geschwätzt und so, und ihr vorgelesen, aber ob sie es mitgekriegt hat… […] M1: Sonntags hat auch, wenn wir die Hand gehoben haben, der Druck nachgelassen. Sonst hatte sie ja dann immer noch ein bisschen die Hand zugemacht, wie, wenn sie es gemerkt hätte. […] F2: Aber vielleicht hat sie es noch gehort. Ich mein das Gehör, das verlässt die Leute zuletzt. M2: Ja das kann man ja nicht wissen. F3: Gespürt hat sie es bestimmt. (S-II, 387–437)*

In dieser Passage wird deutlich angesprochen, dass sich die Kommunikation mit der Patientin in der letzten Phase des Sterbens verändert hat. Darüber, dass Sie »die Augen gar nicht mehr aufgemacht hat«, wird man auch ein Bedauern heraushören können. Die veränderte Wachheit der Sterbenden führt aber hier nicht dazu, dass die Angehörigen einen *Abbruch* des zwischenmenschlichen Kontaktes erleben. Was sie versprachlichen, ist vielmehr, dass dieser eine neue Form annimmt.

Aspekte des ›guten Sterbens‹ 3: *Man-selbst-Bleiben*

Ein dritter vorgestellter Aspekt eines ›guten Sterbens‹, der sich mit dem Erleben von geminderter Bewusstheit des Sterbenden berührt, ist die Aufrechterhaltung von biografischer Kohärenz. An vielen Stellen in den Gesprächen ist dokumentiert, dass die Erinnerungen an Episoden, in denen die sterbende Person trotz der Veränderungen, die die Krankheit mit sich gebracht hat, als »sie selbst« erkennbar war, von einem Lachen oder Lächeln begleitet wird. Spürbar ist dadurch, wie stark die Erinnerung einer Kohärenz in der personalen Identität des Sterbenden die Möglichkeit einer Wahrnehmung eines Sterbens als ›gutes Sterben‹ stärkt.

Da viele Aspekte unserer personalen Identität an den Wachzustand gebunden sind, ist es nicht überraschend, dass Episoden der geminderten Bewusstheit die Wahrnehmbarkeit und Erzählbarkeit von biografischer Kohärenz gefährden können. So schildert in Gespräch S-III die Angehörige in spürbar schmerzhafter Erinnerung, dass ihr Vater, der zuvor als aktiver und energetischer Mensch beschrieben wurde, bei ihrer letzten Begegnung »schon nicht mehr er selbst« gewesen sei.

> *F2: Also am Mittwoch war ich dann nochmal bei ihm, da war er aber schon nicht mehr er selbst, und hat auch nicht mehr so recht gewusst, welcher Tag jetzt ist und wie lang er jetzt schon im Krankenhaus ist.* (S-III, 426–435)

Spannend ist dann aber, dass selbst in diesem Gespräch die biografische Kohärenz narrativ »gerettet« wird, indem das nächtliche Aufstehen des Sterbenden in einem Charakterzug seiner Person verankert wird.

> *F2: Also er wäre jetzt nicht der Typ gewesen, der gesagt hätte: Ich habe Durst, gebt mal [den Becher], sondern er hat es dann schon selbst versucht, und ich denk dann war da halt in dem Augenblick irgendwas.* (S-III, 490–499)

In anderen Gesprächen gelingt es den Angehörigen noch stärker, auch in den Episoden geminderter Bewusstheit die Identität und Individualität des Sterbenden zu erkennen. Eindrucksvoll ist eine Passage aus dem Gespräch S-VI, wo eine durch die Medikation bedingte Kommunikationshürde des Patienten in der Wahrnehmung der Angehörigen verschmolzen wird mit einer für den Sterbenden schon immer charakteristischen Schwierigkeit, sich verständlich zu machen.

> *RB: Gibt es so was, wo sie sagen können… […] wo man sagt: Das war so typisch er? [..] M4: Naja, du kannst da ja erzählen… Das war noch im Krankenhaus. Also mein Bruder ist ja so ähnlich gestickt wie ich, dass [manchmal] andere Leute nicht verstehen, was wir wollen. F1: ›lacht‹ M4: Und da war er schon ziemlich sediert, oder so. F1: Er hat mich dann was gefragt. […] Da konnte er auch schon nicht mehr sehr deutlich sprechen. […] Da hab ich ihm was zu trinken gegeben, und er hat irgendetwas gefragt, ich hab es aber nicht verstanden. Ob da kein Schlauch dran ist, oder [so] was… Und […] ich hab ihm das hingehalten, und dann rollte er die Augen, so nach dem Motto: Wieso ist das so schwer zu begreifen? Irgendwie so.* (S-VI, 3989–4051)

Schließlich kann biografische Kohärenz aber auch dadurch konstruiert werden, dass die geminderte Bewusstheit zwar als Veränderung beschrieben wird, aber als eine Veränderung, die folgerichtig oder stimmig an ein gelebtes Leben anschließen kann, wie es im Gespräch S-II geschicht.

> *M1: Und dann [hat sie] ja tatsächlich noch am Frühstückstisch das bisschen, was sie noch gegessen hat, gegessen. Und ist meistens dann wieder ins Bett, oder in ihren Sessel rein, und [hat] dann auch schon meistens immer geschlafen, viel geschlafen. Auch, egal wann man gekommen ist oder so, der Fernseher ist zwar gelaufen, aber sie hat meistens geschlafen. F1: Ja, also war sie richtig müde. Ja, wenn man das ganze Leben auch so viel gerackert hat…* (S-II, 1495–1523)

Ambivalenzen

Ich möchte zu einer vorläufigen Zusammenfassung kommen. Die Frage, mit der ich an die Daten herangetreten war, war die Frage, welche Bedeutung Episoden geminderter Bewusstheit des Sterbenden in Hinblick auf die Möglichkeit einer Zuordnung dieses Sterbens zu dem narrativen Muster eines ›guten Sterben‹ haben kann.

Überblickt man die Beobachtungen, die ich angestellt habe, dann wird man auf diese Frage eine ambivalente Antwort geben müssen. In Hinblick auf den Aspekt der *Schmerzfreiheit kann* eine geminderte Bewusstheit der Schmerzfreiheit dienen, die mit ihrer verbundenen Einschränkung der Kommunikation *kann* aber auch zu einer schlechteren Symptomkontrolle führen. In Hinblick auf den Wunsch nach Aufrechterhaltung des *zwischenmenschlichen Kontaktes* mit begleitenden Angehörigen und der *biografischen Kohärenz können* Episoden geminderter Bewusstheit als Störung wahrgenommen werden, sie *können* aber auch mit einer in dieser letzten Lebensphase stimmigen Veränderung der Beziehung und der personalen Identität in Verbindung gebracht werden.

Haben wir diese Ambivalenzen wahrgenommen, stellt sich unwillkürlich die Frage: Wovon hängt es ab, in welche Richtung das Pendel schwingt? Wovon hängt es ab, ob Angehörige eine Verminderung der Wachheit eines sterbenden Menschen als in ihre Vorstellung eines ›guten Sterbens‹ stimmig integrierbar erleben können, oder nicht?

Auf diese komplexe Frage eine Antwort aus den Daten zu gewinnen, ist nicht möglich, da sie die Dimension der Kausalität berührt, über die die Daten nicht sprechen und nicht sprechen können. Der Antwortversuch, den ich formulieren möchte, hat daher den Charakter einer Vermutung, eine Vermutung aber, die den Anspruch erhebt, mit den Daten kompatibel zu sein. Meine Vermutung besteht darin, dass es wesentlich die *Praktiken der Begleitung* sind, die den Ausschlag dafür geben, ob eine geminderte Bewusstheit des Sterbenden im Rückblick auf die eine oder andere Weise gedeutet wird.

Am einfachsten kann diese Vermutung in Hinblick auf den Aspekt des schmerzfreien Sterbens verdeutlicht werden. Bei der in Gespräch S-I erzählten Sterbegeschichte ist die Annahme nicht allzu weit hergeholt, dass eine verbesserte Patientenbeobachtung bzw. eine gute und frühzeitige Anleitung der Angehörigen in der Beobachtung das Problem gemildert und – technisch gesprochen – zu einem besseren »Outcome« hätte führen können.

Aber auch in Hinblick auf die beiden anderen, stärker psycho-sozialen Aspekte kann argumentiert werden, dass es Praktiken der Begleitung sind, die den Unterschied machen können. So werden Angehörige den Abbruch von zwischenmenschlichen Kontakten weniger stark erleben, wenn Sie darin angeleitet werden, die unter den gegebenen Umständen veränderten Möglichkeiten des Kontaktes wahrzunehmen und zu gestalten. Dieses Sich-Einlassen auf andere Formen der Kommunikation mag wiederum auch die Möglichkeit stärken, Individualität und biografische Kohärenz der sterbenden Person sehen zu können.

Der hier beschriebene, vermutete Zusammenhang sei an einem Vergleich zweier der dokumentierten Bestattungsgespräche veranschaulicht. So wird im Gespräch S-

II, in dem die Angehörigen von einem fortdauernden zwischenmenschlichen Kontakt mit der Sterbenden erzählen, an anderer Stelle darauf hingewiesen, wie positiv sie die Begleitung erlebt haben, die die Mitarbeitenden auf der Palliativstation der Sterbenden angeboten haben.

> *F4: Aber die Pflegekräfte sind ganz respektvoll, würdevoll mit ihr umgegangen, also das war... das hat mich sehr beeindruckt, muss ich sagen.* (S-II, 438–446)

Dass die Angehörigen auch ihre eigene Beziehung mit der Sterbenden aufrechterhalten können und in einer ganz anderen Stelle des Gespräches die Müdigkeit und das Schlafen der Verstorbenen als stimmiges Ende eines von Arbeit bestimmten Lebens deuten können, mag (auch) durch diese positive Erfahrung in der Palliativstation möglich geworden sein.

Umgekehrt ist im Gespräch S-IV spürbar, dass die Erfahrung des plötzlichen Versterbens des Patienten nach einem nächtlichen Sturz ihren Schatten auf die letzte Begegnung der Angehörigen mit ihm wirft. Man kann fragen, ob sie seine Desorientierung und seine Verwirrtheit, die sie bei dieser Begegnung erlebt hat, anders beschrieben hätte, wenn sie noch die Chance einer weiteren Begleitung ihres Vaters gehabt hätte.

Dieses Beispiel zeigt im Übrigen überdeutlich, dass es in vielen Fällen nicht die Bereitschaft oder Fähigkeit der Angehörigen, sondern kontingente Umstände sind, die darüber entscheiden, welche Praktiken der Begleitung ihnen zur Verfügung gestanden haben. Damit erübrigen sich einfache Schuldzuweisungen, es ändert aber m. E. nichts an der Plausibilität meiner Beobachtung, dass die – warum auch immer – eher mehr oder eher weniger gelungene Begleitung den Unterschied in der Deutbarkeit und Erzählbarkeit des Phänomens des geminderten Bewusstseins Sterbender macht.

11.3 Begleitung von sedierten Patienten als »Gut-Macher« sedierender Interventionen?

Dieser Beitrag ist ausgegangen von der Frage, inwieweit die Minderung von Bewusstsein durch eine Sedierung in der Palliative Care normative Intuitionen verletzt. Die Überlegungen, die ich ausgehend von den von Maximilian Baier erhobenen Daten angestellt habe, haben die spezifische Frage nach der Sedierung in der Palliative Care zunächst beiseitegelegt und in einem weiteren Sinne nach der Interferenz von geminderter Bewusstheit und Erzählungen des guten Sterbens gefragt. Ich möchte nun abschließend versuchen, die Ergebnisse meiner Überlegungen auf das Thema der Sedierung in der Palliative Care zu übertragen.

Die Beschäftigung mit den Daten hat *erstens* meine Annahme bestätigt, dass die Minderung von Bewusstsein einen starken wahrgenommenen Einfluss auf das ›gute Sterben‹ haben kann. Wie ich herausgestellt habe, wurde in *jedem* der Gespräche dieser Aspekt mit einer normativen Semantik thematisch.

Übertragen auf die Sedierung in der Palliative Care kann dies bestätigen, was ich oben auf der Grundlage eigener Erfahrungen vermutet habe: Wir können davon ausgehen, dass – unabhängig von einem gegebenen oder nicht gegebenen Einfluss, den eine Sedierung auf den Todeszeitpunkt hat – allein die Minderung von Bewusstheit die normativen Vorstellungen der beteiligten Personen berühren wird und einen Einfluss auf die Frage hat, inwiefern das Sterben als ›gutes Sterben‹ gedeutet und erzählt werden kann.

Zweitens konnte ich auf der Grundlage der Daten den Zusammenhang zwischen Minderung der Bewusstheit und Narrativen des ›guten Sterbens‹ konkretisieren. Hierbei konnte ich zeigen, dass Minderung von Bewusstheit keine eindeutige normative Tendenz hat, sondern in die eine oder andere Richtung weisen kann. Minderung von Bewusstheit kann die Erzählbarkeit eines Sterbens als ›gutes Sterben‹ stören, sie kann aber auch in Erzählungen des ›guten Sterbens‹ integrierbar sein.

Bei der Frage, wie diese Ambivalenz aufgelöst werden kann, habe ich *drittens* die Vermutung formuliert, dass die jeweils gefundenen Praktiken der Begleitung des nicht im Wachbewusstsein befindlichen Patienten der wesentliche Faktor sind, die das Pendel in die eine oder andere Richtung ausschlagen lassen.

Will man die letzten beiden Punkte nun auf das Thema der gezielten Sedierung übertragen, so hieße das: Zwar berührt jede sedierende Intervention normative Intuitionen, indem sie Bewusstheit mindert. Ob ein Sterben unter Sedierung aber mehr oder weniger als ›gutes Sterben‹ erlebt wird, ist keinesfalls vorbestimmt. Neben anderen wichtigen Faktoren, wie zum Beispiel dem Grad der Belastung durch die Symptome, die durch die Sedierung behandelt werden, ist diese Frage wesentlich mit beeinflusst davon, wie der sedierte Mensch während der Sedierung begleitet wird. In der Sprache der analytischen Ethik könnte man formulieren: die adäquate Begleitung des sedierten Patienten kann in vielen Fällen als ›Gut-Macher‹ einer vorangegangenen sedierenden Intervention fungieren. Umgekehrt wäre es in vielen Fällen nicht eine Sedierung als solche, sondern eine Sedierung *in Kombination* mit einer nicht adäquaten Begleitung des sedierten Menschen, die als mit einem ›guten Sterben‹ unvereinbar empfunden wird.

Überträgt man die Ergebnisse der Untersuchung nun auf die normativ-ethische Debatte, so kann man zu einer letzten Beobachtung gelangen, mit der dieser Beitrag schließen soll: Wie wir gesehen haben, ist es innerhalb der normativ-ethischen Debatte gerade auch der Verweis auf die spirituellen und existenziellen Dimensionen des Sterbeprozesses der Patienten, die gegen einen extensiven Gebrauch der Sedierung als therapeutische Option ins Feld geführt werden, wie es prominent Daniel Sulmasy getan hat.

Unsere Untersuchung hat sich für die Interpretation der Sterbeerzählungen nicht der Kategorie der Spiritualität bedient. Die Ambivalenz, die für Episoden geminderten Bewusstseins in Erzählungen des ›guten Sterbens‹ nachgewiesen werden konnte, betraf allerdings durchaus auch solche Aspekte eines ›guten Sterbens‹, die sich mit dem, was Sulmasy unter Spiritualität versteht, aufs Engste berühren, wie den Aspekt der biografischen Kohärenz und der Aufrechterhaltung zwischenmenschlicher Beziehungen.

Daran anschließend wird man Sulmasy die vorsichtige Rückfrage stellen müssen, ob seine großen Bedenken gegen eine möglicherweise allzu leichtfertige Sedierung nicht in einer Unterschätzung der Möglichkeiten einer sinnstiftenden Begleitung des sedierten Patienten begründet sind. So scheint manches von dem, was er als Beispiele für spirituelle oder existenzielle Interessen aufzählt, wie die Fähigkeit, zu lieben und ästhetische Erfahrungen zu haben,[187] oder auch den Wunsch, seinen Hinterbliebenen als Lehrer zu dienen,[188] keineswegs so streng an den Erhalt des Wachbewusstseins gebunden, wie er es impliziert. Manches andere, was zu den spirituellen und existenziellen Dimensionen des Sterbens gerechnet werden muss und was in einer Phase des geminderten Bewusstseins fortbestehen kann, wie das Teilhaben an der von den Angehörigen gelebten religiösen Praxis, kommt gar nicht erst in den Blick.

Mit dieser Rückfrage ist es keinesfalls meine Absicht, alle Bedenken gegen eine leichtfertige Entscheidung zur Sedierung zu disqualifizieren. Sicher handelt es sich um eine Intervention mit großer Eingriffstiefe, die sorgsam bedacht sein muss. Wenn allerdings unter Rückgriff auf eine psycho-soziale oder gar spirituelle Semantik argumentiert wird, diese psycho-sozialen und spirituellen Prozesse aber dann auf die Interaktion von wachen und verbal kommunikationsfähigen Patienten mit ihrer Umwelt enggeführt werden, droht die Argumentation in eine Schieflage zu geraten, welche die Personalität und Beziehungsfähigkeit des nicht mehr wachen Menschen außer Acht lässt und die darum vorsichtig korrigiert werden muss.

Literatur zu Kapitel 11

Breitsameter, Christof (2020): Die Semantik des »guten Sterbens« aus ethischer Perspektive, in: *Ethik in der Medizin* 32 (4), 331–350.

Bühler, Maximilian (2023): *Erzählen und Gestalten. Formen und Funktionen gegenwärtiger Bestattungsgespräche*, Leipzig: Evangelische Verlagsanstalt.

Coors, Michael (2018): Narrative des guten Sterbens. Zur Normativität narrativer Schemata in der ethischen Diskussion über das Lebensende, in: Simon Peng-Keller/Andreas Mauz (Hrsg.): *Sterbenarrative. Hermeneutische Erkundungen des Erzählens am und vom Lebensende*, Berlin: De Gruyter, 197–216.

Den Hartogh, Govert (2023): *What Kind of Death? The Ethics of Determining One's Own Death*, New York/London: Routledge.

Gilbertson, Laura et al. (2023): Expanded terminal sedation in end-of-life care, in: *Journal of Medical Ethics* 49 (4), 252–260.

Hutter, Nico et al. (2015): Was ist »gutes Sterben«? Begriffsklärung und Stand der Forschung, in: *Deutsche Medizinische Wochenschrift* 140 (17), 1296–1301.

Krikorian, Alicia et al. (2020): Patient's Perspectives on the Notion of a Good Death: A Systematic Review of the Literature, in: *Journal of Pain and Symptom Management* 59 (1), 152–164.

187 Vgl. Sulmasy 2018, 237.
188 Vgl. Sulmasy 2018, 239.

Radbruch, Lukas/Nauck, Friedemann (2010): Sedieren oder nicht sedieren – das ist hier die Frage. Palliative Sedierung zwischen Standard und Flexibilität, in: *Der Schmerz* 24 (4), 313–314.
Streeck, Nina (2018): Ende gut, alles gut? Sterbeerzählungen in der narrativen Ethik, in: Simon Peng-Keller/Andreas Mauz (Hrsg.): *Sterbenarrative. Hermeneutische Erkundungen des Erzählens am und vom Lebensende*, Berlin: De Gruyter, 217–235.
Sulmasy, Daniel L. (2018): The last low whispers of our dead. When is it ethically justifiable to render a patient unconscious until death?, in: *Theoretical Medicine and Bioethics* 39 (3), 233–263.
Takla, Antony et al. (2021): A conscious choice. Is it ethical to aim for unconsciousness at the end of life?, in: *Bioethics* 35 (3), 284–291.
Van Delden, Johannes J. M. (2023): Should we all die asleep? The problem of the normalization of palliative sedation, in: *Age and Ageing* 52 (8), 1–3.
Wirth, Matthias (2015): Bromton-Cocktail gegen Sinnschmerz? Anmerkungen zur palliativen Tiefensedierung bei existenzieller Not im Gespräch mit Albert Camus und Emmanuel Lévinas, in: Giovanni Maio et al. (Hrsg.): *Leid und Schmerz. Konzeptionelle Annäherungen und medizinethische Implikationen*, Freiburg: Nomos, 312–331.
Wirth, Matthias/Hurwitz, Brian (2016): Awareness and Dying. The Problem of Sedation ›Existential Suffering‹ in Palliative Care, in: *Ethical Perspectives* 23 (2), 307–326.

Verzeichnis

Verzeichnis der Autorinnen und Autoren

Dipl.-Theol. Anton Baier ist Pastoralreferent und katholischer Klinikseelsorger auf der internistischen Intensivstation am Klinikum Nürnberg (Campus Nord).

Dr. theol. David Borgardts ist Lehrbeauftragter am Seminar für Systematische Theologie (Schwerpunkt Ethik) an der Evangelisch-Theologischen Fakultät der Johannes Gutenberg-Universität Mainz.

Gabi Lalotra ist Palliative-Care-Pflegefachkraft der Interdisziplinären Abteilung für Palliativmedizin der Universitätsmedizin Mainz.

Dipl.-Psych. Sandra Mai ist Psychologin und wissenschaftliche Mitarbeiterin der Interdisziplinären Abteilung für Palliativmedizin der Universitätsmedizin Mainz.

Prof. Dr. theol. Thorsten Moos ist Professor für Systematische Theologie (Schwerpunkt Ethik) an der Evangelisch Theologischen Fakultät der Universität Heidelberg.

Prof. Dr. phil. Michael Pauen war bis zu seiner Emeritierung Professor für Philosophie des Geistes an der Humboldt-Universität Berlin.

Dr. med. Ulrike Reinholz ist kommissarische Leiterin und Oberärztin an der Interdisziplinären Abteilung für Palliativmedizin der Universitätsmedizin Mainz.

Prof. Dr. phil. Annette Riedel ist Professorin für Pflegewissenschaft und Ethik an der Hochschule Esslingen.

Prof. Dr. theol. Traugott Roser ist Professor für Praktische Theologie an der Evangelisch-Theologischen Fakultät der Universität Münster.

Prof. Dr. theol. Michael Roth ist Professor für Systematische Theologie (Schwerpunkt Ethik) an der Evangelisch-Theologischen Fakultät der Johannes Gutenberg-Universität Mainz.

Dr. Stefaan Six lehrt und forscht hauptberuflich an der VIVES Hogschool für angewandte Wissenschaft in Flandern.

Katja Teubner schreibt in diesem Band nicht in ihrer Rolle als berufstätige Person, sondern als Angehörige.